酸塩基平衡、水・電解質が好きになる

簡単なルールと演習問題で輸液をマスター

今井 裕一／著

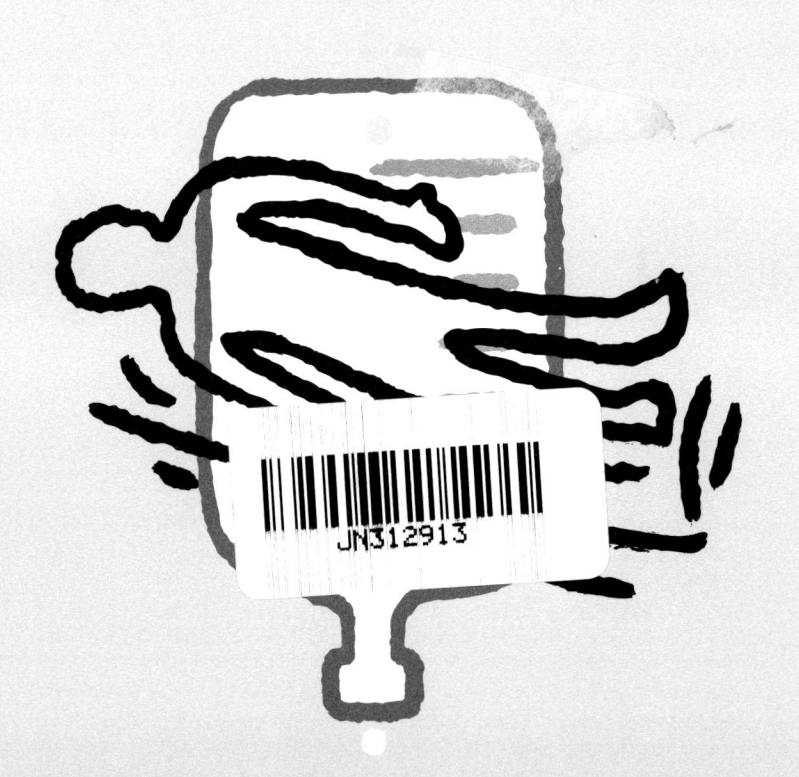

羊土社

謹告

　本書に記載されている診断法・治療法に関しては，発行時点における最新の情報に基づき，正確を期するよう，著者ならびに出版社はそれぞれ最善の努力を払っております．しかし，医学，医療の進歩により，記載された内容が正確かつ完全ではなくなる場合もございます．

　したがって，実際の診断法・治療法で，熟知していない，あるいは汎用されていない新薬をはじめとする医薬品の使用，検査の実施および判読にあたっては，まず医薬品添付文書や機器および試薬の説明書で確認され，また診療技術に関しては十分考慮されたうえで，常に細心の注意を払われるようお願いいたします．

　本書記載の診断法・治療法・医薬品・検査法・疾患への適応などが，その後の医学研究ならびに医療の進歩により本書発行後に変更された場合，その診断法・治療法・医薬品・検査法・疾患への適応などによる不測の事故に対して，著者ならびに出版社はその責を負いかねますのでご了承ください．

はじめに

　医学部教育のなかで，難しい尿細管の話やHenderson-Hasselbalchの式を教えれば教えるほど，学生は苦手意識をもつようになります．ところが臨床現場では，水・電解質・酸塩基平衡の治療が，患者の命に直結します．医師になってはじめて本格的に勉強しようかと思うのですが，残念ながらわかりやすい本はほとんどみつかりません．Henderson-Hasselbalchの式はやっぱり頭が痛くなります．

　私自身も研修医時代は水・電解質・酸塩基平衡についての知識は皆無でした．ただ日常診療を続けるなかで，同僚あるいは後輩からたくさんの相談を受けました．そして1例1例を解決しながら，最近ようやく理解できるようになってきました．

　いくつかの重要なルール（原則）があること，それに従ってアプローチしていれば大筋は間違いがないことに気がつきました．このルールが十分理解できていなかったのです．

　今回，それらのルールと理論的背景を明確にしたいと思います．一読していただくとこれまで何が壁であったのかに気がつくことでしょう．従来の学習スタイルを大きく変えていますので，最初は戸惑うかもしれませんが，臨床力が確実に身につくように工夫してあります．特に，細胞内液・外液で最も重要な「pH（酸塩基平衡）」と「浸透圧」でまとめていますので，第1部のpHから読み始めても，第2部の浸透圧から読み始めてもよろしいですが，両者を読破することをお願いいたします．

　古来，「水を制するものは，天下を制する」といわれていますが，「水を制するものが，医療を制する」ことも真実であります．皆さんもぜひ「水の魔術師」を目指してください．

平成19年3月（長久手古戦場から）

今井裕一

酸塩基平衡、水・電解質が好きになる

簡単なルールと演習問題で輸液をマスター

はじめに …………………………………………………………………	3
酸塩基平衡，水・電解質が好きになる ルール一覧 ………………	8
本書の構成と使い方 ……………………………………………………	10

第1部　酸塩基平衡を克服する！

part 1　酸塩基平衡とは何？

1. pHとは何？ ……………………………………………………… 12
2. 細胞内液と細胞外液の違い …………………………………… 15
   ルール1，ルール2，ルール3
3. 水素イオン濃度とpHの関係は？⇒【80の法則】………… 24
   ルール4，ルール5
4. 緩衝とはどういうことですか？ ……………………………… 27
5. 等電点とは何？ ………………………………………………… 29
6. 酸塩基平衡をどのように解釈するか？ ……………………… 30
7. 従来法（Schwartz-Relman法）の壁を破るウラワザ ……… 34
   ルール6，ルール7
8. もう一度，Hendersonの式で考えよう ……………………… 39
   ルール8

演習問題 01〜06 ……………………………………………………… 41

part 2　腎臓での酸塩基平衡の調節

1. HCO_3^-の再吸収はどうなっているの？ ……………… 62
2. 近位尿細管での調節はどうなっているの？ ……………… 64
3. ヘンレループでの調節はどうなっているの？ ……………… 66
4. 遠位尿細管での調節はどうなっているの？ ……………… 67
5. 集合管での調節はどうなっているの？ ……………… 69

演習問題 07 ……………………………………………… 70

第2部　水・電解質異常を克服する！

part 1　水とナトリウムバランス

1. 体内の水分の分布と組成は？ ……………………………… 76
2. 浸透圧を考えよう ……………………………………… 78
   ルール9
3. 体液量の評価はどうする？ ……………………………… 81
4. 水とナトリウムの関係は？ ……………………………… 85
5. ADHの分泌のシグナルは？ ……………………………… 86
   ルール10, ルール11, ルール12
6. ナトリウム異常にどのようにアプローチするか？ ……… 92

演習問題 08〜15 ……………………………………… 93

part 2　カリウムバランス

1. カリウム代謝をどう評価する？ ………………………… 120
2. 酸塩基平衡の影響をどう評価する？ …………………… 123
3. レニン・アンジオテンシン・アルドステロン系はどう作用する？　124
4. 浸透圧利尿によるカリウム移動への影響をどのように評価する？　126
5. カリウム異常にどのようにアプローチするか？ ……… 128

演習問題 16〜21 …………………………………… 129

part 3　カルシウムとリンのバランス

1. カルシウムのインとアウト …………………………………… 148
2. ビタミンDは何をしているの？ ……………………………… 150
3. カルシウムに関与するホルモン ……………………………… 152
4. 骨や血中でのカルシウムの動きは？ ………………………… 154
5. 血清リン濃度はいくらか？ …………………………………… 157
6. カルシウム・リン異常にどのようにアプローチするか？ … 159

演習問題 22〜25 …………………………………………………… 161

第3部　輸液療法を実践する！

1. 体液量の分布と増減についておさらい ……………………… 170
2. 輸液剤の浸透圧を計算してみよう …………………………… 173
3. 輸液剤はどこに分布するのか ………………………………… 174
4. リンゲル液，ハルトマン液，維持液とは何？ ……………… 176
5. 投与速度をどのように決定しますか？ ……………………… 179
6. 水分の補充はどうする？ ……………………………………… 181
7. ナトリウムの補充はどうする？ ……………………………… 182
8. カリウムの補充はどうする？ ………………………………… 184
　　　　　　　　　　　　　　　ルール13，ルール14，ルール15
9. 輸液投与量をどのように決定するか？ ……………………… 187

演習問題 26〜28 …………………………………………………… 189

文　献 …………………………………………………………………… 197
索　引 …………………………………………………………………… 198

サイドメモ

- 単位の復習：ミリ，マイクロ，ナノ，ピコの順番です …………… 14
- 臨床に強くなるノウハウ：基準値の覚え方 …………………… 15
- mEq/l は反応基の数 …………… 15
- Torr と mmHg と Pa の関係 … 16
- ポンプ，チャネル，トランスポーターの簡単な区別 …………… 21
- Stewart法 ……………………… 33
- 補正アニオンギャップと予測HCO_3^- ………………………………… 33
- 呼吸性アシドーシスと呼吸性アルカローシスの場合の代償機構 …… 35
- 呼吸性ニューロンに与える影響 38
- A-aDO_2 ………………………… 44
- なぜ，0.1単位/kg体重/時間の速効型インスリンを使うのか？ …… 47
- 腹部血管雑音（abdominal bruits） …………………………………… 50
- カチオンギャップを考慮したアミノ酸製剤治療 ………………… 55
- Wernicke（ウエルニッケ）脳症 ……………………………………… 59
- 血中ビタミンB_1濃度 …………… 60
- 浸透圧ギャップ：実測浸透圧－（浸透圧推測値）………………… 80
- たかが尿比重（尿浸透圧），されど尿比重（尿浸透圧）………… 89
- 尿の濃縮と尿細管機能 ………… 91
- 不適切ADH分泌症候群：syndrome of inappropriate secretion of ADH（SIADH）………………… 91
- 下垂体性尿崩症を起こしうる疾患 ………………………………… 95
- 高齢者における高Na血症の背景 ………………………………… 98
- 水分の補充量の計算 ………… 101
- 疾患と頻度と医療の構造 …… 106
- 腎性尿崩症を起こす薬剤 …… 109
- シスプラチンの腎毒性と防止策 ………………………………… 114
- Na異常症の症状と予後 ……… 117
- なぜ，RAA系が存在するのか？ ………………………………… 125
- 下痢のメカニズム …………… 139
- クロライドチャネルは9種類 154
- 進化の段階とカルシウム代謝 155
- 副甲状腺機能亢進症の症状 … 162
- 高Ca血症の影響 ……………… 164
- 高Ca尿症にサイアザイド系利尿薬 ………………………………… 164
- 2分の1生理食塩液（half saline） ………………………………… 178
- 輸血速度の決定 ……………… 180
- 橋中心髄鞘崩壊症：central pontine myelinolysis（CPM） 183
- 「バランスシート」と「どんぶり勘定」 ………………………………… 188

酸塩基平衡，水・電解質が好きになる ルール一覧

このルールをマスターすれば，簡単・適確に輸液を使いこなせます

ルール1 アシデミア（細胞外液のHイオンが増加）では，高K血症になる（→p.18）

ルール2 アルカレミア（細胞外液のHイオンが減少あるいはHCO₃⁻が増加）になると，低K血症になる（→p.18）

ルール3 細胞外液のpHが0.1低下すると，血清K値は，0.5 mEq/l 上昇する（→p.18）

ルール4 pH 7.00では，Hイオン濃度は100 nmol/l になり，7.10では，100の80％＝80 nmol/l になる．pH 7.10，pH 7.20，pH 7.30，pH 7.40，pH 7.50ではそれぞれ前の値の約80％になっている【80の法則の1】（→p.24）

ルール5 pHが7.20〜7.50の範囲内では，pHの小数点とHイオン濃度の数字を足すとほぼ80になります．すなわちpH＝7.（80−Hイオン濃度）で求められます【80の法則の2】（→p.25）

ルール6 HCO₃⁻ ＋15 ⇒ PaCO₂（Torr）
マジックナンバー15（→p.35）

ルール7 PaCO₂とpHの関係：代謝性アシドーシスおよび代謝性アルカローシスではPaCO₂の数字が，pHの7.○○の小数点以下の数字に一致（→p.37）

ルール8 アニオンギャップは 12,
HCO₃⁻ は 24,
Na⁺− Cl⁻＝ 36 (→p.39)

ルール9 血漿浸透圧の推測式
＝2×Na＋血糖値/18＋BUN/2.8 (→p.80)

ルール10 ADHの推定分泌量
＝0.38×（血漿浸透圧−280）：理論値 (→p.87)

ルール11 尿比重　尿浸透圧　(→p.87)
1.010　350 mOsm/kg H₂O
1.020　700 mOsm/kg H₂O（＝350の倍数）
1.030　1,050 mOsm/kg H₂O（＝350の3倍数）

ルール12 ADH分泌の予測値（実測に近似）
＝1.7×尿浸透圧/血漿浸透圧 (→p.89)

ルール13 カリウム投与は40 mEq/l濃度を上限とする (→p.184)

ルール14 体内総K欠乏量を推測するが，最大1日投与量は，120〜150 mEq (→p.185)

ルール15 20 mEq/時間で投与することが最大速度 (→p.185)

本書の構成と使い方

解説

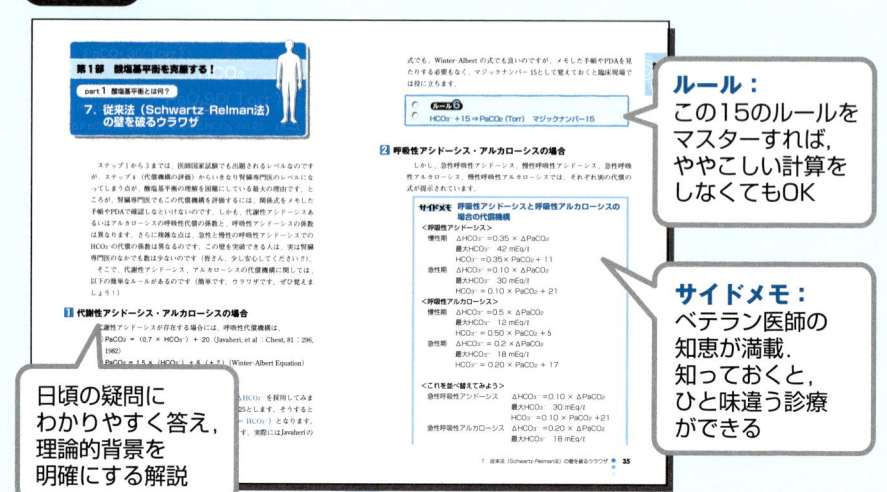

ルール：
この15のルールをマスターすれば，ややこしい計算をしなくてもOK

サイドメモ：
ベテラン医師の知恵が満載．知っておくと，ひと味違う診療ができる

日頃の疑問にわかりやすく答え，理論的背景を明確にする解説

解説で学んだことを，演習問題で実践してみよう

演習問題

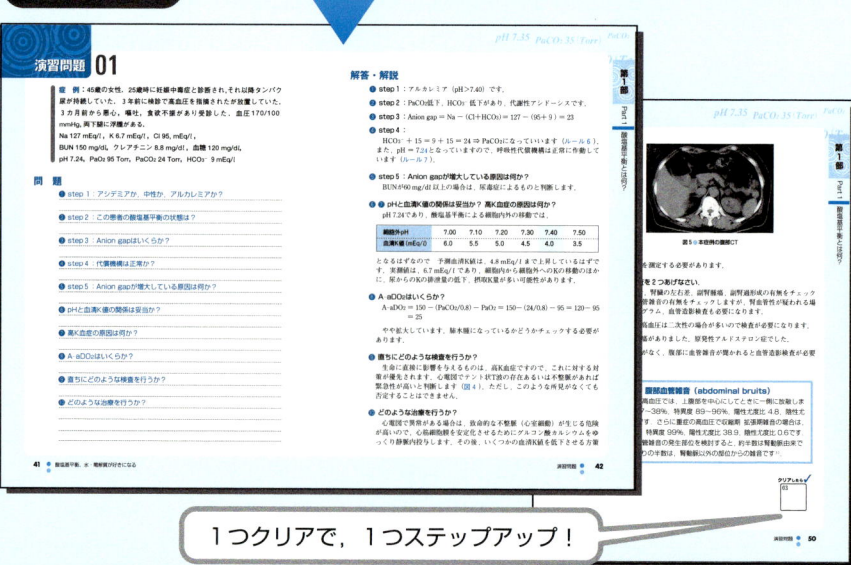

1つクリアで，1つステップアップ！

解説と演習問題をくり返し，臨床現場での応用力を高めていこう

第1部　酸塩基平衡を克服する！

part 1　酸塩基平衡とは何？

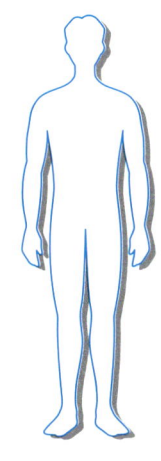

第1部 酸塩基平衡を克服する！

part 1 酸塩基平衡とは何？

1. pHとは何？

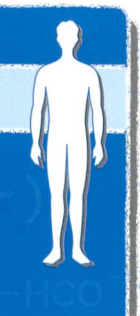

1 pH＝－log[H⁺]と定義され，pは，－logを意味しています

　pHとは，溶液中のHイオン濃度の対数表示になります．実際には，pH＝－log[H⁺]で計算されます．すなわち，pは，－logを意味しています．つまり，Hイオン濃度によって，酸性の強さを表現しているのです．さてその前に，昔習った「酸」，「アルカリ（塩基）」の定義をもう一度復習してみましょう．

2 酸・アルカリとは？

1）Arrhenius（アレニウス）の定義

　1884年にArrheniusが提唱した定義です．長い間，使われてきました．
酸を HA，塩基を ROH とすると，
水溶液中では，酸は電離して
　　HA ⇔ H⁺ ＋ A⁻
となり，H⁺ を生じます．
　一方，塩基は水の中でイオン化して，水酸化物イオン（OH⁻）を与えます．
　　B ＋ H₂O ⇔ BH⁺ ＋ OH⁻
このように，H⁺を生み出すものを酸，OH⁻を生み出すものを塩基と定義しました．多くの場合はこれで間に合います．しかしOH⁻がはっきりしない場合は，どうなるのでしょうか？

2）Brönsted（ブレンステッド）とLowry（ローリー）の定義

　1923年にBrönstedとLowryが提示しました（Brönsted–Lowry definition）．酸については，これまでと同じくH⁺ を与える物質と定義していますが，塩基はOH⁻を産生するものではなく，H⁺ を受け取る物質と定義しました．

すなわち，酸とは，**プロトン（H⁺）供与体のことであり，塩基とはプロトン受容体**ということになります．塩基とは，水酸化物イオン（OH⁻）とは関係がなくなりましたので，H⁺を持つあらゆる物質に適用可能な定義になりました．しかし，逆にH⁺がない場合はどうなるのでしょうか？

3）Lewis（ルイス）の定義

1923年にLewisが改良した定義を提示しました（Lewis definition）．**プロトン（H⁺）供与体とは，電気化学的には電子対（e⁻）を受け取ることを意味しています．これを「酸」と定義し，「塩基」は電子対を供与する物質であると定義**しました．このことによって，プロトン（H⁺）を持たない物質についても適用可能な定義になりました．ある物質が酸であるのか塩基であるのかは，電子対（e⁻）を受け取るのか，与えるのかで決まるとする考え方です．

③ 中性とは？

さて，水（純水）もわずかにイオン化します．

$$H_2O \Leftrightarrow H^+ + OH^-$$

この平衡定数（右向きの反応と左向きの反応の速度が一致して，一見反応が停止したように思われる状態）は

$$K = \frac{[H^+][OH^-]}{[H_2O]}$$

で，表示できます．ここで水の活量（濃度）を省略すると

$$K_W = [H^+][OH^-]$$

となります．

25℃では$K_W = 1.00 \times 10^{-14}$です．純水中では，H⁺とOH⁻は水のイオン化によって生じたものだけですので，[H⁺]量と[OH⁻]量は等量であり，その濃度はそれぞれ，半分の量になります．

$$[H^+] = [OH^-] = 1.00 \times 10^{-7} \, mol/l$$

になります．$pH = -\log[H^+] = 7.00$となります．すなわち，pH 7.00のときには，$[H^+] = 1.00 \times 10^{-7} \, mol/l = 100 \times 10^{-9} \, mol/l = 100 \, nmol/l$となります．この関係があとで重要になります．簡単には，pH 7.00では，$[H^+] = 100 \, nmol/l$であると覚えましょう．

> **サイドメモ 単位の復習：**
> **ミリ，マイクロ，ナノ，ピコの順番です**
>
> 1 mol＝1,000 mmol
> 　　　＝1,000×1,000 μmol＝10^6 μmol
> 　　　＝1,000×1,000×1,000 nmol＝10^9 nmol
> 　　　＝10^{12} pmol

第1部 酸塩基平衡を克服する！

part 1 酸塩基平衡とは何？

2. 細胞内液と細胞外液の違い

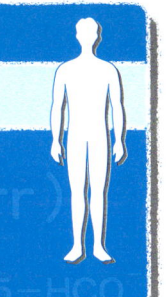

1 最初に，細胞外液の電解質濃度とpHをマスターしましょう

Na^+	140（±5）mEq/l
K^+	4.0（±0.5）mEq/l
Cl^-	100（±5）mEq/l
pH	7.40（Hイオン濃度では，40 nmol/l に相当します）
PaO_2	100 Torr
$PaCO_2$	40 Torr
HCO_3^-	25 mEq/l

> **サイドメモ　臨床に強くなるノウハウ：基準値の覚え方**
>
> 　基準値を覚える際に，血清Na値 135〜145 のように漠然とした幅で覚えると，臨床の勘が鈍くなります．また，上限値と下限値を暗記せざるを得なくなり嫌になってきます．
>
> 　酸塩基平衡・水・電解質の基本は，覚えやすい中央値を記憶することから始まります．上の数値をみて気がつくことは，1と4と7が基本となっています（マージャンのイッ・スー・チーのスジに相当します）．
>
> 　1つだけユニークなのが，HCO_3^- 25 mEq/l ですが，HCO_3^- ＝ PaO_2（100）÷$PaCO_2$（40）×10＝25と覚えます．実際には，HCO_3^-は24を基準にしたり26を基準にしたりしていますが，まずは，区切りのよい25と覚えます．

> **サイドメモ　mEq/l は反応基の数**
>
> 　mEq/l（ミリ・イクイーバレント・パー・リットル：通常メックと略して呼んでいます）は，mmol × 電荷/l を意味しています．すなわち化学物質と反応できる腕の数を意味します．

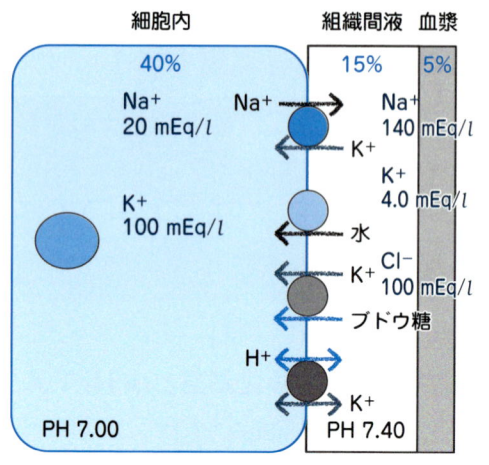

図1 ● 細胞内液と外液の電解質濃度とpH

> **サイドメモ Torr と mmHg と Paの関係**
>
> Torrとは，ほぼmmHgになります．
> 1気圧＝ 1013 hPa（ヘクトパスカル）
> 　　　＝ 1.0132^5 × 10^5 Pa
> 　　　＝ 760 Torr
> 　トル（torr，記号：Torr）は，17世紀のイタリアの科学者，エヴァンジェリスタ・トリチェリに由来しています．圧力を求める方法として，その圧力によって支えられる流体の柱の高さを使います．もし，標準大気圧を水柱で表すと10メートルを超える値になってしまいますので，密度の高い水銀を使用しました．標準大気圧は約760 mmの水銀柱を支えることができます．水銀柱ミリメートルの別名がトル（Torr）になります．

2 細胞内液の電解質濃度は細胞外液と大きく異なります （図1）

　　　Na$^+$　　20〜30 mEq/l
　　　K$^+$　　100 mEq/l
　　　pH　　7.00（Hイオン濃度で 100 nmol/l となります）

　細胞内液と外液でNa，K，イオン濃度は逆転しています．また Hイオン

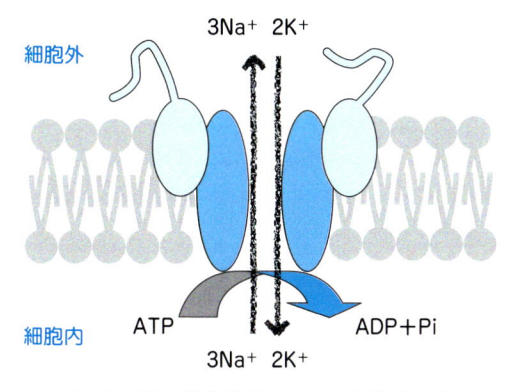

図2 ●ATP依存性$3Na^+$-$2K^+$交換ポンプ

濃度に大きな差が生じています．そのままにしていると分子が細胞膜を通過して細胞内と細胞外の濃度が同じになるはずです．しかし常に細胞内外で較差が生じているということは，細胞内に入ってきたNa^+をATP依存性$3Na^+$-$2K^+$交換ポンプによって細胞外に出し，細胞外に出たK^+を細胞内に取り入れています．これがあらゆる細胞の基本となります（図2）．

3 細胞内液と細胞外液のpHは？

細胞内液のpHは7.00ですのでHイオン濃度は100 nmol/lになります．一方細胞外液はpHが7.40ですので，40 nmol/lになります（詳しくはp.24で述べます）．このように細胞内が高く細胞外は低いというHイオンの濃度勾配があります．

また，Na濃度は，細胞外液が140 mEq/lで，内液は細胞の種類でも異なりますが，概ね20〜30 mEq/lです．

細胞外のpHが低下すると（すなわち細胞外液にHイオンが増加すると）HイオンとNaイオンの交換ポンプが作動します．濃度勾配に逆らってHイオンが細胞内に入り，Naイオンが細胞外に出ます．結果として，細胞内液のpHが低下します．そうするとATP依存性の$3Na^+$-$2K^+$交換ポンプが抑制されてしまい作動しなくなりますので，細胞外液のKイオンは細胞内に移動できません．最終的には，細胞外液のHイオンが増加すると細胞外液にKイオンが増加することになります．細胞質内では，Naイオンが増加しますので浸透圧が高くなり細胞腫脹が起こります．

別のメカニズムとしては，細胞外液にHイオンが増加するとHCO_3^-が細

胞外に放出されます．このことによって細胞内は酸性に傾きます．これによってATP依存性の$3Na^+$-$2K^+$交換ポンプの抑制に関与してきます．

細胞外液の変化に対しては，1個1個の細胞が調整を行うことになります．大きな意味での緩衝作用があります．

> **ルール1**
> アシデミア（細胞外液のHイオンが増加）では，高K血症になる．

逆の状況を考えてみましょう．

細胞外液のpHが上昇します（アルカレミア）．すなわちHイオンが減少するかHCO_3^-が増加します．そうすると，細胞内にあるHイオンが細胞外のNaイオンと交換して細胞外液中に出て細胞外のpHは一定になります．そこで細胞内のpHが上がるので，ATP依存性$3Na^+$-$2K^+$交換ポンプが作動してNaイオンが細胞外に出されます．そのときに細胞外液中のKイオンが細胞内に移動します．結果としてpHが上昇する状況（アルカレミア）では，低K血症が起こります．

> **ルール2**
> アルカレミア（細胞外液のHイオンが減少あるいはHCO_3^-が増加）になると，低K血症になる．

細胞膜表面上でいろいろなポンプが作動しますが，簡単には，**細胞内外液で「Hイオン」と「Kイオン」は，逆の動きをする**と覚えましょう．

4 細胞外液のpHと血清カリウム値との量的な関係は？

次に，細胞外液のpHと血清K値との量的な関係を考えてみよう．

細胞外液のpHが7.40のときには，血清K値の基準値は4.0 mEq/l であることを覚えていただきましたが，pHが0.1変化するごとに，0.5〜0.6 mEq/l 変化するとされています．ここでは，簡単で便利な0.5 mEq/l を採用します．このようなルールでK値は変化します（表1）．

> **ルール3**
> 細胞外液のpHが0.1低下すると，血清K値は，0.5 mEq/l 上昇する．

表1 ●細胞外液のpHと血清K値との関係

細胞外pH	7.00	7.10	7.20	7.30	7.40	7.50
血清K値（mEq/l）	6.0	5.5	5.0	4.5	4.0	3.5

　臨床的には，pH 7.10程度の強いアシドーシスが存在するにもかかわらず，血清K値が，4.0 mEq/l と基準値内にあることは，むしろ異常であると考えた方がよいのです．

　アシドーシスが存在していて，低K血症が起こっているような場合は，Kが腎臓あるいは腸から大量に喪失していることを意味しています．腎臓から喪失する場合を尿細管性アシドーシスと呼んでいますし，腸から喪失する状況としては，腸漏あるいはバイパス術などがあります．アシドーシスが存在していて，低K血症があれば，頻度的には尿細管性アシドーシスの存在を疑わないといけないのです．

補足：外部から乳酸イオンや酢酸イオン（酸性物質）を投与した場合は，乳酸イオンや酢酸イオンは比較的簡単に細胞膜を通過して細胞内に入ります．そのため血清K値の変化は，少ないかほとんどないとされています．乳酸は，LDHという酵素によって代謝されますのでLDHの存在する細胞内が代謝の場になります．一方，酢酸イオンは，主に筋肉細胞内で代謝されます．そして乳酸や酢酸が代謝された結果として，HCO_3^-が血中に増加します．外部から乳酸イオンや酢酸イオンを投与しても通常は特に問題になりません．

5 $3Na^+$-$2K^+$交換ポンプを作動させるATP（エネルギー）はどのようにして作られるのでしょうか？

　細胞内のブドウ糖は，ピルビン酸に変化します．その後，アセチルCoAに変換されてミトコンドリアに入り，いわゆるTCAサイクル（Krebs回路，p.58の図6参照）に入って，最終的にCO_2とH_2Oに代謝されますが，そのときに36個のATPが産生されます．これが好気的解糖と呼ばれるものです．一方，酸素が不足したり，補酵素となるビタミンB_1が不足したりすると，アセチルCoAが作られずに，乳酸が発生します．ミトコンドリア内ではな

く細胞質内で行われる場合は，ATPの産生量も2個と非常に少ないものになります．これを嫌気的解糖と呼んでいます．

6 ブドウ糖は，どのようにして細胞内に入るのでしょうか？

ブドウ糖が直接細胞内に浸透するには，やや分子量（180）が大きすぎます．2つの経路があります．

①グルコーストランスポーター

細胞膜表面にGlut-1からGlut-5までの名前で存在しています．Glut-1からGlut-5は，組織あるいは細胞によって分布が異なります．ブドウ糖濃度について細胞外が高濃度で細胞内が低濃度で作動します．

多くの場合は，インスリンが細胞膜にあるインスリン受容体と結合するとそのシグナルが伝わり細胞内に存在しているGlut-4が細胞膜表面に移動して活性化します．

②Na-ブドウ糖共輸送体：Na-glucose co-transporter

細胞外が低Na濃度で細胞内が高Na濃度のときにエネルギー（ATP）を使って作動します．主に腸管上皮，尿細管，脈絡叢で重要です．しかし，そのままでは，細胞内のNa濃度が高くなりますので，細胞内のNa濃度を低下させる別のメカニズムが必要になります．実際に尿細管では，尿細管腔側にNa-ブドウ糖共輸送体があり，Naとブドウ糖を再吸収していますが，基底膜側にATP依存性$3Na^+$-$2K^+$交換ポンプが存在して細胞内のNa濃度を低下させています．Na-ブドウ糖共輸送体はアンジオテンシンⅡのコントロールを受けています．

主に①の経路で血中に取り込まれ，さらに細胞膜を通過して個々の細胞内に入ったブドウ糖もそのままでは，細胞膜にある輸送体によって細胞外に漏れ出します．それでは困りますのでブドウ糖は細胞内で直ちにリン酸化（pospholylation）されます．グルコース6リン酸（G6PD）はブドウ糖輸送体の基質にはなっていないので細胞内にとどまることになります．

> **サイドメモ　ポンプ，チャネル，トランスポーターの簡単な区別**
>
> **ポンプ**：エネルギーを使って，濃度の低い方から高い方にくみ上げています．
>
> **チャネル**：濃度勾配に従って無機イオンが移動します．通常状態では，閉鎖しています．シグナルがきたときに，開放されるために急激にイオンの移動が生じます．
>
> **トランスポーター**：主に有機イオンが移動します．ゆっくり移動します．

7 ミトコンドリアで作られたCO_2は，どのように処理されるのでしょうか？

　CO_2は，細胞膜を比較的簡単に通過しますので，細胞外液に浸み出します．さらに，血液の中の赤血球のヘモグロビンと反応します．ヘモグロビン以外に赤血球細胞内に存在するH_2Oと結合して

　　$CO_2 + H_2O \rightarrow H_2CO_3$　となります

　　$H_2CO_3 \rightarrow H^+ + HCO_3^-$　になります．

　この反応には，carbonic anhydrase（炭酸脱水酵素）が重要な役割を果たしています．炭酸脱水酵素が存在する細胞では，この反応が起こります．特に赤血球と尿細管細胞刷子縁（p.64）に特に多く存在しています．

　すなわち，CO_2は，H^+を産生する物質として扱われます．赤血球内に存在したCO_2は肺から排泄されます．そのような意味でCO_2を揮発酸（volatile acid）と呼んでいます．一方，肺から排泄されない酸を不揮発性酸（non-volatile acid）と呼んでいますが，糖が代謝されて生じる乳酸その他の有機酸，脂質によるケト酸，タンパク質による硫酸，リン酸などが含まれます．これらは腎臓から排泄されます．ヒトでは，1日15,000〜20,000 mEqのCO_2とH^+が産生され排泄されています．

8 どうして1日 15,000〜20,000 mEqのCO₂とH⁺が産生されるとわかるのですか？

　1日の摂取エネルギーを2,000 kcalと想定してみましょう．ブドウ糖は1 gが代謝されると4 kcalのエネルギーを作り出しますので，2,000 kcalすべてをブドウ糖でまかなったと仮定すると，500 gのブドウ糖に相当します．ブドウ糖の分子量は180ですので，これは，500/180 = 2.8 molに相当します．

　ブドウ糖1 molが体内で代謝されると

$$C_6H_{12}O_6 + 6O_2 \rightarrow 6H_2O + 6CO_2 + エネルギー$$　になります．

　$6CO_2$ は，最終的に上述した式によって6（$H^+ + HCO_3^-$）となりますので，ブドウ糖1 molは，6 molのHイオンを産生することになります．すなわち，2.8 molのブドウ糖は2.8 × 6 = 16.8 molのHイオンを産生するのです．すなわち16,800 mmolのHイオンが産生されるのです．Hイオンの電荷は1価ですので，16,800 mEqが産生されることになるのです．これが，エネルギーのすべてがブドウ糖に依存した場合です．しかし実際には，脂肪やタンパク質も代謝されます．この量は50 mEq程度とされており，糖代謝に比べてかなり少ない量ですので，幅を持たせても1日 15,000〜20,000 mEqとなるのです．

9 細胞内がアシドーシス（細胞内pH＜7.00）になるとどうなるの？

① ATP依存性$3Na^+$-$2K^+$交換ポンプの停止
② Kの細胞外からの移動量低下 ⇒ 高K血症
③ 心筋細胞：K^+チャネルの抑制（生体防御のため）によって陰性変力作用と陰性変伝導作用
④ 気管支平滑筋：弛緩
⑤ 解糖系酵素：代謝が阻害されるため高血糖
⑥ ミトコンドリア：カルシウムが細胞質内へ出てHイオンがミトコンドリア内へ移動する⇒細胞内カルシウム濃度上昇
⑦ アデニル酸シクラーゼを阻害：セカンドメッセンジャーができないのでcyclicAMP系統のホルモン作用を抑制
⑧ 細胞分裂を阻害
⑨ アポトーシスを促進

10 細胞内液と細胞外液のKに大きな違いがあるとどうなるの？

① 細胞膜電位が生じます．簡単には，[細胞外K濃度]/[細胞内K濃度]のlogで計算されますので，細胞内の電位は-70から-80 mVと細胞外に比べて低下しているのです．

② 低K血症では，さらに電位差が大きくなりますので過分極します．すなわち神経細胞は興奮しにくくなりますので，反射の低下，骨格筋や平滑筋の興奮性を減弱あるいは無力症が生じます．一方，高K血症では，電位差が小さくなりますので脱分極しやすくなります．そのため，神経細胞では反射の亢進，平滑筋，骨格筋の興奮性が亢進します．

③ 低K血症では，K^+チャネルのコンダクタンス（透過性）を減少させて，過分極効果を抑制するように働きます．心電図では，再分極時間が短縮し，U波が出現します．

④ 高K血症では，K^+チャネルのコンダクタンス（透過性）を亢進させます．テント状T波が出現します．

11 血中K濃度が心筋細胞に与える影響とは？

① ペースメーカー電位とイオン電流：前に述べたように細胞内・細胞外液のK濃度によって膜電位が決定されます．通常は，細胞内は-70 mVとされていますが，ペースメーカー細胞では，徐々に脱分極していきます．そして一定のレベル（ペースメーカー電位）を超えると，膜のコンダクタンスが変化して，非選択的に陽イオンが細胞内に入ってきます．

② 閾値までの傾きを早めるものとして，交感神経刺激，低K血症，発熱などがあり，頻脈になります．一方，迷走神経が刺激されると，過分極するためにペースメーカー電位までの時間を要する形で徐脈になります．

③ Ca^{2+}チャネルによって細胞内のCa^{2+}が増大します．

　細胞膜のイオンチャネル・トランスポーターが臓器にある細胞それぞれの特性を示しています．それらの基本は，細胞内・外の電解質濃度とHイオン濃度なのです．

第1部 酸塩基平衡を克服する！

part 1 酸塩基平衡とは何？

3. 水素イオン濃度とpHの関係は？⇒【80の法則】

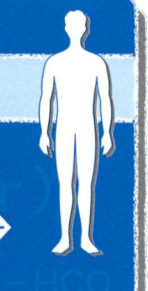

1 水素イオン濃度からpHがわかります

　化学的な定義として，溶液のpHが7.00では，Hイオン濃度は100 nmol/lでした．さらにpHが7.40では，Hイオン濃度は40 nmol/lになることがわかりました．次にpH 7.10，pH 7.20，pH 7.30を検討すると，それぞれ前の値の約80%になっていることが判明しました．このことを【80の法則の1】と呼びます．逆に7.40を基準として，小数点部分の40の1.25倍すると7.30の値になります（表2）．

表2 ●細胞外液のHイオン濃度とpHの関係

pH	Hイオン濃度（nmol/l）
7.00	100
7.10	80
7.20	64
7.30	50
7.40	40
7.50	32
7.60	25

> **ルール4**
> pH 7.00では，Hイオン濃度は100 nmol/lになり，
> 7.10では，100の80%＝80 nmol/lになる．
> pH 7.10，pH 7.20，pH 7.30，pH 7.40，pH 7.50では
> それぞれ前の値の約80%になっている【80の法則の1】．

> **ルール5**
> pHが7.20〜7.50の範囲内では，pHの小数点とHイオン濃度の数字を足すとほぼ80になる．すなわちpH＝7.（80－Hイオン濃度）で求められる【80の法則の2】．

2 血液中のHイオン濃度をどのようにしたら推測できるのでしょうか？

Hendersonの式では，

$$[H^+] = \frac{\kappa [H_2CO_3]}{[HCO_3^-]}$$

$[H_2CO_3]$にS・PCO_2を代入すると

$$[H^+] = \frac{\kappa [S \cdot PCO_2]}{[HCO_3^-]}$$

κは，およそ800であり，Sは0.03ですので，それぞれを代入すると，

$$[H^+] = \frac{24 \times [PCO_2]}{[HCO_3^-]}$$

このことは，日常の血液ガス分析で入手できる$[PCO_2]$と$[HCO_3^-]$によってHイオン濃度を推測することができます．動脈血でも静脈血でも成り立つ式です．

クイズ1

$PaCO_2$ 40 Torr，HCO_3^- 24 mEq/lのときに，$[H^+]$濃度はいくらになりますか？ そのときpHはいくらになると予想できますか？

正 解

$$[H^+] = \frac{24 \times [PaCO_2]}{[HCO_3^-]} = \frac{24 \times 40}{24} = 40$$

$[H^+]$濃度は，40になります．ここで【80の法則の2】を使います．
80 － 40 ＝ 40 ⇒ pH 7.40になるはずです．あるいは，表から推測しても可能です．

クイズ2

PaCO₂ 48 Torr，HCO₃⁻ 24 mEq/l のときに，[H⁺]濃度はいくらになりますか？ そのときpHはいくらになると予想できますか？

正　解

$$[H^+] = \frac{24 \times [PaCO_2]}{[HCO_3^-]} = \frac{24 \times 48}{24} = 48$$

[H⁺]濃度は，48になります．ここで【80の法則の2】を使います．80 − 48 = 32 ⇒ pH 7.32になるはずです．

クイズ3

PaCO₂ 24 Torr，HCO₃⁻ 12 mEq/l のときに，[H⁺]濃度はいくらになりますか？ そのときpHはいくらになると予想できますか？

正　解

$$[H^+] = \frac{24 \times [PaCO_2]}{[HCO_3^-]} = \frac{24 \times 24}{12} = 48$$

[H⁺]濃度は，48になります．ここで【80の法則の2】を使います．80 − 48 = 32 ⇒ pH 7.32になるはずです．

3 細胞内液と細胞外液のpHとHイオン濃度は？

　細胞内のpHは7.00になっています．すなわち[H⁺] = 100 nmol/l です．一方細胞外液のpHは，7.40に調整されています．[H⁺] = 40 nmol/l になっています．これだけの濃度勾配ができています．先ほどは，細胞外液のpHを調整にするために結果的にKイオンが移動することを説明しました．しかし，細胞内にとってもpHを維持することは重要なのです．実は，細胞内代謝産物のほとんどは酸性物質であり，細胞外液が弱アルカリになっているので容易に細胞外に排泄されやすいのです．一方，細胞内の中間代謝産物はpH 7.00ではイオン化して細胞膜を通過しにくくなっています．すなわち，細胞内のpHを最適の7.00にするために細胞外液が7.40になっているとも言えます．

第1部 酸塩基平衡を克服する！

part 1 酸塩基平衡とは何？

4. 緩衝とはどういうことですか？

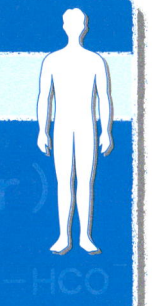

1 緩衝とは？

　　ある中性の溶液に，酸性物質を加えたとします．そうすると溶液は直ちに酸性に傾きます．しかし，その溶液にタンパク質あるいはアミノ酸などの別の物質を入れておくとどうなるでしょうか？ 追加した酸性物質のHイオンが別の物質に吸収されて，結果としてpHはほとんど変化しません．このように酸や塩基を加えても元の状態を維持しようとする働きを緩衝と呼んでいます．

2 緩衝値とは？

　　ある水溶液に，強酸あるいは強塩基を加えたときに，pHの変動が大きい場合は，緩衝能は小さいことになります．逆にpHの変動が小さい場合は，緩衝能は大きいことになります．

　　被検液1 l に，強酸，ないし，強塩基をΔB当量加え，pHが，ΔpH変化した場合，緩衝価（β）は，以下の式で表わされます．

　　緩衝価（β）＝ ΔB ÷ ΔpH

3 血液の緩衝機構（緩衝系）

　　①重炭酸系（量的には約65％），②ヘモグロビン系（約30％），③血漿タンパク系（約5％），④リン酸系（約5％）があります．細胞外液での重炭酸系の緩衝価は2.4，ヘモグロビン系の緩衝価は21.3，血漿タンパク系の緩衝価は4.2，リン酸系の緩衝価は0.4であるとされています（表3）．

　　リン酸系は，等電点は6.8ですが，血漿濃度が0.3 mmol/l と低いため，緩衝作用は弱く無視できますので，生体内では，重炭酸系，ヘモグロビン系，血漿タンパク系を理解するとよいでしょう．また，細胞外液では，重炭酸

表3 ● 血液の緩衝系

	割合	緩衝価	重要度（量×緩衝価）
重炭酸系	約65%	2.4	1.56
ヘモグロビン系	約30%	21.3	6.39
血漿タンパク系	約5%	4.2	0.21
リン酸系	約5%	0.4	0.02

系（重炭酸緩衝系）が主体ですし，血液中の赤血球が存在して初めてヘモグロビン系が意味をもちます．

4 緩衝に要する時間による分類

1）秒単位
　①細胞外液（組織液）での重炭酸系，赤血球内の重炭酸系（血管内）
　②赤血球内のヘモグロビン系（血管内）
　③血漿タンパク系（血管内）

2）分単位から12〜24時間
　呼吸中枢の刺激による換気の変化

3）時間単位
　細胞内液による調整

4）完成まで数日を要するもの
　腎臓による排泄調節：急性呼吸性アシドーシスの場合にはHCO_3^-の尿細管での再吸収調節は遅れやすいのです．一方，慢性呼吸性アシドーシスにおいて腎臓（HCO_3^-）で十分代償されている状況で，CO_2が急激に排出されると（人工呼吸などによって急激にCO_2が除去されると），HCO_3^-が相対的に多くなります．すなわち代謝性アルカローシスに傾きます．

第1部　酸塩基平衡を克服する！

part 1　酸塩基平衡とは何？

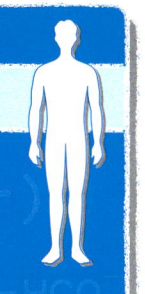

5. 等電点とは何？

　等電点とは，アニオンになる（陰イオン）基とカチオンになる（陽イオン）基の両方をもつ化合物において，電離後の化合物全体の電荷平均が0となるpHのことを指しています．これだけではわかりにくいので，具体的に説明しましょう．

　アミノ酸は水溶液中で，陽イオン（アミノ基）・陰イオン（カルボキシル基）・双性イオンの共存状態にあるわけです．＋の電荷をもっているものとして陽イオンと双性イオンがあり，－の電荷をもっているものとして陰イオンと双性イオンがあります．たいていは＋か－のどちらかに偏っているはずですが，pHの状況によっては，＋と－の電荷の絶対値がちょうど等しくなる場合があります．それを等電点と呼んでいます．

　アミノ酸の結合したものがタンパク質ですので，それぞれのタンパク質に等電点があります．

第1部　酸塩基平衡を克服する！

part 1　酸塩基平衡とは何？

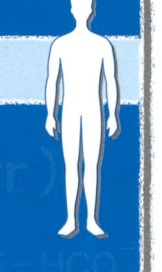

6. 酸塩基平衡をどのように解釈するか？

1 伝統的な方法：Schwartz-Relman 法
ステップ1：アシデミアか，中性か，アルカレミアか？

pHをみて，7.40より低い場合をアシデミアと呼んでいますし，高い場合をアルカレミアと呼んでいます．血液の状態を評価します．

2 ステップ2：酸塩基平衡の状態は？

HCO_3^-とPaCO$_2$の値をみて，代謝性か呼吸性か，アシドーシスかアルカローシスかを評価します．アシドーシスとは，pHを低下させる力，アルカローシスとはpHを上昇させる力と理解するとよいでしょう．

1）アシデミアの場合

ここでは，HCO_3^-はアルカリ物質と考え，PaCO$_2$は酸性物質とみなします．そこでアシデミアの状態にある場合を考えてみましょう．酸性物質であるPaCO$_2$が蓄積するか，アルカリ物質であるHCO_3^-が減少するかの2通りがあります．

もし，酸性物質のPaCO$_2$が蓄積することが最初に起こると，pHを7.40にできるだけ近い状態にする（代償機構）ためにアルカリ物質であるHCO_3^-が増加しているはずです．その状態に合致しているものを呼吸性アシドーシスと定義します．一方，HCO_3^-が減少することが最初に起こるとpHを7.40にできるだけ近い状態にするために酸性物質であるPaCO$_2$が減少しているはずです．その状態に合致しているものを代謝性アシドーシスと定義します（表4）．

これを理解すれば，アルカローシスでは，全く逆になります．

表4 ●アシドーシス，アルカローシスの分類

pH低値（アシデミア）		pH高値（アルカレミア）	
HCO₃高値 (hyperbasemia)	HCO₃低値 (hypobasemia)	HCO₃低値 (hypobasemia)	HCO₃高値 (hyperbasemia)
$PaCO_2$高値 (hypercapnia)	$PaCO_2$低値 (hypocapnia)	$PaCO_2$低値 (hypocapnia)	$PaCO_2$高値 (hypercapnia)
呼吸性アシドーシス	代謝性アシドーシス	呼吸性アルカローシス	代謝性アルカローシス

2）アルカレミアの場合

アルカローシスでは，酸性物質である$PaCO_2$が減少するか，アルカリ物質であるHCO_3^-が増加するかの2通りがあります．

もし，酸性物質の$PaCO_2$が減少することが最初に起こるとpHをできるだけそのままの状態にするためにアルカリ物質であるHCO_3^-も減少しているはずです．その状態に合致しているものを呼吸性アルカローシスと定義します．一方，アルカリ物質のHCO_3^-が増加することが最初に起こるとpHをできるだけそのままの状態にするために酸性物質である$PaCO_2$が増加しているはずです．その状態に合致しているものを代謝性アルカローシスと定義します（表4）．

簡単に識別するには，血液の状態が酸性になっている状態（アシデミア）で，$PaCO_2$が増加しているか，HCO_3^-が減少しているかをみて，**$PaCO_2$は酸性物質，HCO_3^-はアルカリ物質のルールに当てはまる方が先に起こった変化です**．$PaCO_2$増加が先の場合は呼吸性，HCO_3^-が先の場合は代謝性とみなします．

3 ステップ3：アニオンギャップはいくらか？

代謝性アシドーシスの場合は，アニオンギャップを計算し，ギャップが増大しているか？ 正常か？ をチェックします．

1）アニオンギャップ（Anion gap）とは何？

細胞外液（血液）では，基本的には，陽イオンと陰イオンの釣り合いが取れるようになっています．

すなわち陽イオンには，Na^+，K^+，Ca^{2+}，Mg^{2+}，アミノ酸（タンパク質）などが含まれています．また，陰イオンとしては，Cl^-，HCO_3^-，リン酸イオン，硫酸イオン，硝酸イオン，アミノ酸（タンパク質）などがあります．

$Na^+ + K^+ + Ca^{2+} + Mg^{2+} +$ アミノ酸（タンパク質）
$= Cl^- + HCO_3^- +$ リン酸イオン $+$ 硫酸イオン $+$ 硝酸イオン$+$ アミノ酸（タンパク質）

という式が成り立つはずです．しかし，全部を評価することは，複雑になりますので日常診療で得られるデータを使用すると，

$Na^+ + K^+ = Cl^- + HCO_3^- + a$

で計算できます．K 4.0 mEq/l が基準値になっていますが，この数字は，Naの値140 mEq/l と比較すると無視できる数字であると判断して

$Na^+ = Cl^- + HCO_3^- +$ （Anion gap：陰イオンギャップ）

になります．

$AG = Na^+ - (Cl^- + HCO_3^-)$

で求められます．AGの基準値は，12 ± 2 となります．

2）アニオンギャップが増大するとはどういうこと？

$CO_2 + H_2O \Leftrightarrow H_2CO_3 \Leftrightarrow H^+ + HCO_3^-$

の式が，生体では成り立っています．通常，糖が代謝されて生じる乳酸その他の有機酸，脂質によるケト酸，タンパク質による硫酸，リン酸などの不揮発酸が増加すると余分なHイオンを中和するためにHCO_3^-が消費され低下します．すなわち$AG = Na^+ - (Cl^- + HCO_3^-)$のギャップは増大することになります．逆にアニオンギャップが増大しているときには，有機酸陰イオン，ケト酸陰イオン，硫酸イオン，リン酸イオンが増加していると判断します．

一方，尿細管に問題がありHCO_3^-の再吸収ができない場合があると，Clイオンが増加してアニオンギャップが正常のアシドーシスになります．すなわち，HCO_3^-が減少する代謝性アシドーシスでは，①アニオンギャップが増大するか，②アニオンギャップが正常（高クロール性）であるかを区別することが，治療法の選択で重要になるのです．

> **サイドメモ　Stewart法**
>
> 　1981年にStewartがアニオンギャップへの新しいアプローチ法を提示しました．これは，電気的質量的な解析で純粋に数学的な問題として扱っています．概略は，①細胞外液に存在する陽イオンと陰イオンの差，②強酸と弱酸の区別，③二酸化炭素を溶存する液などの因子を解析します．この理論では，pHを規定する因子として，これまで臨床現場で重視されてきた重炭酸イオンではなく，本来のHイオンに注目し，アルブミンや貧血の影響も受けることを示しています．ただし，あまりにも煩雑で臨床現場では応用できません．一部の救急専門医が使用している段階です．

> **サイドメモ　補正アニオンギャップと予測HCO_3^-**
>
> 　**補正アニオンギャップ**：アルブミンは，陰性に荷電しています．もしアルブミン値が大幅に低下していると，酸塩基平衡に影響してきます．アルブミン 4.4 g/dℓ より1.0 g/dℓ低下すると，アニオンギャップが約2.5 mEq/ℓ 低下しますので，補正が必要になります．ネフローゼ症候群，肝不全では補正する必要があります．
> 　補正アニオンギャップ
> 　＝ 測定アニオンギャップ ＋ 2.5 ×（4.4－Alb）
> 　**予測HCO_3^-** ＝ 実測HCO_3^- ＋ 補正アニオンギャップ　になります（この理解はなかなか難しいです．またp.40で説明します．これが十分理解できれば，腎臓専門医レベルです）

4 ステップ4

代償機構が十分作動しているかを評価します．

5 ステップ5

臨床症状・検査所見を加味して最終的判断を行います．文献1参照．

第1部 酸塩基平衡を克服する！

part 1 酸塩基平衡とは何？

7. 従来法（Schwartz-Relman法）の壁を破るウラワザ

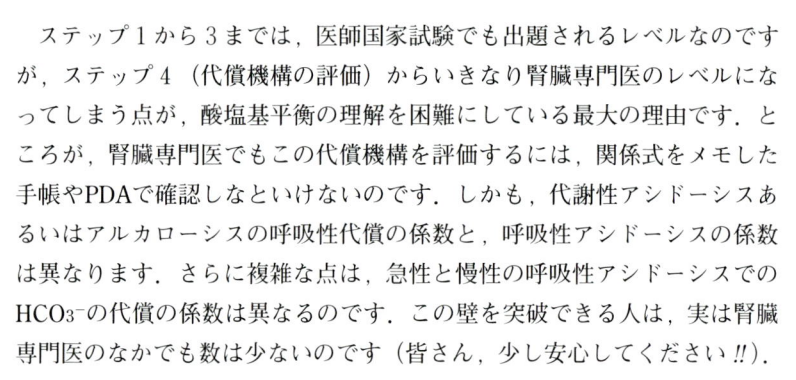

　ステップ1から3までは，医師国家試験でも出題されるレベルなのですが，ステップ4（代償機構の評価）からいきなり腎臓専門医のレベルになってしまう点が，酸塩基平衡の理解を困難にしている最大の理由です．ところが，腎臓専門医でもこの代償機構を評価するには，関係式をメモした手帳やPDAで確認しないといけないのです．しかも，代謝性アシドーシスあるいはアルカローシスの呼吸性代償の係数と，呼吸性アシドーシスの係数は異なります．さらに複雑な点は，急性と慢性の呼吸性アシドーシスでのHCO_3^-の代償の係数は異なるのです．この壁を突破できる人は，実は腎臓専門医のなかでも数は少ないのです（皆さん，少し安心してください!!）．

　そこで，代謝性アシドーシス，アルカローシスの代償機構に関しては，以下の簡単なルールがあるのです（簡単です．ウラワザです．ぜひ覚えましょう！）．

❶ 代謝性アシドーシス・アルカローシスの場合

　代謝性アシドーシスが存在する場合には，呼吸性代償機構は，
① $PaCO_2 = (0.7 \times HCO_3^-) + 20$ （Javaheri，文献2）
② $PaCO_2 = 1.5 \times (HCO_3^-) + 8 (\pm 2)$ （Winter-Albert Equation）
③ $\Delta PaCO_2 = (1.0 \text{ to } 1.3) \times \Delta HCO_3^-$
などの式に従って作動します．

　ここでは，最も簡単な，$\Delta PaCO_2 = (1.0) \times \Delta HCO_3^-$ を採用してみましょう．$PaCO_2$の基準値を40，HCO_3^-の基準値を25とします．そうすると$\Delta PaCO_2 = (40 - PaCO_2) = \Delta HCO_3^- = (25 - HCO_3^-)$となります．両辺を整理すると$PaCO_2 = HCO_3^- + 15$となります．実際にはJavaheriの式でも，Winter-Albertの式でも良いのですが，メモした手帳やPDAを見

たりする必要もなく，マジックナンバー15として覚えておくと臨床現場では役に立ちます．

> **ルール❻**
> HCO_3^- +15 ⇒ $PaCO_2$（Torr） マジックナンバー15

2 呼吸性アシドーシス・アルカローシスの場合

しかし，急性呼吸性アシドーシス，慢性呼吸性アシドーシス，急性呼吸性アルカローシス，慢性呼吸性アルカローシスでは，それぞれ別の代償の式が提示されています．

サイドメモ 呼吸性アシドーシスと呼吸性アルカローシスの場合の代償機構

＜呼吸性アシドーシス＞
慢性期　$\Delta HCO_3^- = 0.35 \times \Delta PaCO_2$
　　　　最大HCO_3^-　42 mEq/l
　　　　$HCO_3^- = 0.35 \times PaCO_2 + 11$
急性期　$\Delta HCO_3^- = 0.10 \times \Delta PaCO_2$
　　　　最大HCO_3^-　30 mEq/l
　　　　$HCO_3^- = 0.10 \times PaCO_2 + 21$

＜呼吸性アルカローシス＞
慢性期　$\Delta HCO_3^- = 0.50 \times \Delta PaCO_2$
　　　　最大HCO_3^-　12 mEq/l
　　　　$HCO_3^- = 0.50 \times PaCO_2 + 5$
急性期　$\Delta HCO_3^- = 0.20 \times \Delta PaCO_2$
　　　　最大HCO_3^-　18 mEq/l
　　　　$HCO_3^- = 0.20 \times PaCO_2 + 17$

＜これを並べ替えてみよう＞
急性呼吸性アシドーシス　　$\Delta HCO_3^- = 0.10 \times \Delta PaCO_2$
　　　　　　　　　　　　　最大HCO_3^-　30 mEq/l
　　　　　　　　　　　　　$HCO_3^- = 0.10 \times PaCO_2 + 21$
急性呼吸性アルカローシス　$\Delta HCO_3^- = 0.20 \times \Delta PaCO_2$
　　　　　　　　　　　　　最大HCO_3^-　18 mEq/l
　　　　　　　　　　　　　$HCO_3^- = 0.20 \times PaCO_2 + 17$

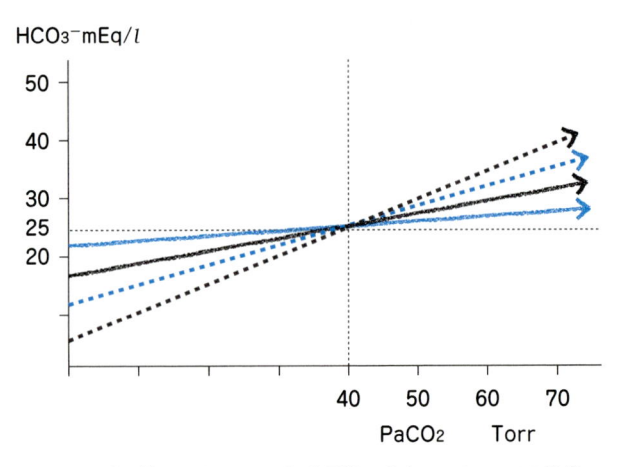

図3 ● 呼吸性アシドーシスと呼吸性アルカローシスでの代償

慢性呼吸性アシドーシス　　$\Delta HCO_3^- = 0.35 \times \Delta PaCO_2$
　　　　　　　　　　　　　最大 HCO_3^-　42 mEq/l
　　　　　　　　　　　　　$HCO_3^- = 0.35 \times PaCO_2 + 11$
慢性呼吸性アルカローシス　$\Delta HCO_3^- = 0.50 \times \Delta PaCO_2$
　　　　　　　　　　　　　最大 HCO_3^-　12 mEq/l
　　　　　　　　　　　　　$HCO_3^- = 0.50 \times PaCO_2 + 5$

＜計算式にまとめてみよう＞
　急性呼吸性アシドーシス　　$HCO_3^- = 0.10 \times PaCO_2 + 21$
　急性呼吸性アルカローシス　$HCO_3^- = 0.20 \times PaCO_2 + 17$
　慢性呼吸性アシドーシス　　$HCO_3^- = 0.35 \times PaCO_2 + 11$
　慢性呼吸性アルカローシス　$HCO_3^- = 0.50 \times PaCO_2 + 5$

$PaCO_2$ 40 Torrのときに，HCO_3^- は25になりますので，その点で交差します（図3）．
最も傾きの小さい急性呼吸性アシドーシスでは，$PaCO_2$ 40 Torr以上の部分を変化します．その次の傾きの急性呼吸性アルカローシスでは，$PaCO_2$ 40 Torr未満ですので，左側の部分を変動します．次の傾きは，慢性呼吸性アシドーシスですので，$PaCO_2$ 40 Torr以上の右部分を変化します．最大の傾きの慢性呼吸性アルカローシスでは，$PaCO_2$ 40 Torr未満ですので，左側の部分を変動します．

> **ルール7** PaCO₂とpHの関係：
> 代謝性アシドーシスおよび代謝性アルカローシスではPaCO₂の
> 数字が，pHの7.○○の小数点以下の数字に一致

Hendersonの式では，

$$[H^+] = \frac{\kappa\,[H_2CO_3]}{[HCO_3^-]} = \frac{24 \times [PCO_2]}{[HCO_3^-]}$$

となることは前に説明しました．

すなわち，私たちが血液ガス分析で入手できる[PaCO₂]/[HCO₃⁻]によってHイオン濃度の推測が可能となります．ここでは，論理の概略を説明しています．$[H^+] = 24 \times [PaCO_2]/[HCO_3^-]$ として考えてみましょう．

ルール5では，HCO₃⁻ ＋ 15 ⇒ PaCO₂でしたので，もし，HCO₃⁻が14のとき（代謝性アシドーシス）には，PaCO₂は29になります．[H⁺]＝24 × [PaCO₂]/[HCO₃⁻] ＝ 24 × 29/14＝49.7になります．先ほどのルール5【80の法則の2】（pHの少数桁＋Hイオン濃度＝80）を参考にして考えてみましょう．80－49.7＝30.3，pHは7.30になります．PaCO₂とほぼ同じ数字になります．Hイオン濃度が，50のときにはpHは，7.30になっています．すなわち，PaCO₂の数字が，pHの7.○○の小数点以下の数字に完全ではないにしても，ほぼ一致するのです．（若干の違いがでるのは，[H⁺]＝24 × [PaCO₂]/[HCO₃⁻]の係数24が誤差の原因ですので，25にするとほぼ完全に一致します）．

別の数字で試してみましょう．HCO₃⁻が10の代謝性アシドーシスでは，PaCO₂は25になります．[H⁺]＝24 × [PaCO₂]/[HCO₃⁻] ＝ 24× 25/10＝60になります．先ほどの表2をみてください．Hイオン濃度が，64のときにはpHは，7.20になっていますので，それより7.30（Hイオン濃度50）に近い方にずれるはずです．おそらくpH ＝ 7.25くらいと思われます．pH 7.20台では，ルール5【80の法則の2】よりは，表を使用した方がより正確になります．

もし，HCO₃⁻が30の代謝性アルカローシスであれば，PaCO₂は45になります．[H⁺] ＝ 24 × [PaCO₂]/[HCO₃⁻] ＝ 24 × 45 /30 ＝ 36になります．80 － 36 ＝ 44 ですので，pHは，ほぼ7.44になります．HCO₃⁻が10から40 mEq/lの範囲内では，このルール7が適応できるとされています．

サイドメモ　呼吸性ニューロンに与える影響

　延髄に存在する呼吸性ニューロンは，pHの低下，CO_2の上昇，O_2低下，脳脊髄液中のCa，Mgの低下，体温上昇，痛み不安などで興奮します．物質としては，血中のエピネフリン，ノルエピネフリン，ヒスタミン，アセチルコリン，プロスタグランジン，プロゲステロン，テストステロン，コルチコトロピンなどでも刺激されます．

　逆に，pHの上昇，CO_2の低下，O_2上昇，脳脊髄液中のCa，Mgの上昇，体温低下では抑制されます．

　最も強い影響があるのは，呼吸中枢ニューロン周辺の脳脊髄液中のpHです．

① 正常では，血液と脳脊髄液の状態は，$PaCO_2$ 40 Torr，HCO_3^- 25 mEq/l，pH 7.40でバランスがとれています．

② 急激に血液中の$PaCO_2$ 40 Torr，HCO_3^- 12 mEq/l，pH 7.20（急激な代謝性アシドーシス）になっても，まだ，脳脊髄液中では，$PaCO_2$ 40 Torr，HCO_3^- 25 mEq/l，pH 7.40のままです．血液脳脊髄液関門や血液脳関門をすばやく通過できるのは，CO_2であり $PaCO_2$が呼吸で洗い出され呼吸性代償が起こります．

③ 代謝性アシドーシスでは，深くて回数の多いKussmaul呼吸が特徴的です．

第1部 酸塩基平衡を克服する！

part 1 酸塩基平衡とは何？

8. もう一度，Hendersonの式で考えよう

$$[H^+] = \frac{24 \times [PCO_2]}{[HCO_3^-]}$$

この式が，いかに臨床現場で役に立つか理解できたでしょう．

臨床生理学あるいはこれまでの酸塩基平衡のテキストでは，必ず以下のHenderson-Hasselbalchの式を覚えさせられます．

$pH = pK + \log [HCO_3^-] / [PaCO_2]$

$pH = 6.1 + \log [HCO_3^-] / 0.03 \times [PaCO_2]$

普通の医学部卒業生の頭では，logの計算は不可能なのです．安心してください．それが普通なのです．それを克服するためにも，割り算と引き算で推測可能なHendersonの式とその応用方法（80の法則）がより役に立つのです．きれいさっぱりHasselbalchを捨てましょう．従来の学習・指導方法を全く変える必要があります．

さて皆さん，身の周りの臨床症例で試してみてください．酸塩基平衡が，面白くなります．

> **ルール8**　アニオンギャップは　　<u>12</u>，
> 　　　　　　HCO_3^- は　　　　　　<u>24</u>，
> 　　　　　　$Na^+ - Cl^- =$ 　　　　<u>36</u>

アニオンギャップ $= Na - (Cl + HCO_3^-)$ で求められます．通常は，12 ± 2 です．

とりあえず，12と覚えましょう（1ダース）．

HCO_3^- は，基準値を24にしたり25にしたり，ときに26にしたりします．

アニオンギャップの約2倍と覚えましょう（2ダース）．
　アニオンギャップが正常の状態では，$12 = Na^+ - Cl^- - HCO_3^-$ですので，$Na^+ - Cl^- = 24 + 12 = 36$になります．すなわち，$Na^+ - Cl^- = 36$が基準になります（3ダース）．
　すなわち，36より大きいときには，HCO_3^-が増加している可能性が高いのです．すなわち代謝性アルカローシスの存在が疑われます．

演習問題 01

> **症　例**：45歳の女性．25歳時に妊娠中毒症と診断され，それ以降タンパク尿が持続していた．3年前に検診で高血圧を指摘されたが放置していた．3カ月前から悪心，嘔吐，食欲不振があり受診した．血圧 170/100 mmHg，両下腿に浮腫がある．
> Na 127 mEq/l，K 6.7 mEq/l，Cl 95 mEq/l，
> BUN 150 mg/dl，クレアチニン 8.8 mg/dl，血糖 120 mg/dl，
> pH 7.24，PaO$_2$ 95 Torr，PaCO$_2$ 24 Torr，HCO$_3^-$ 9 mEq/l

問　題

❶ step 1：アシデミアか，中性か，アルカレミアか？

❷ step 2：この患者の酸塩基平衡の状態は？

❸ step 3：Anion gapはいくらか？

❹ step 4：代償機構は正常か？

❺ step 5：Anion gapが増大している原因は何か？

❻ pHと血清K値の関係は妥当か？

❼ 高K血症の原因は何か？

❽ A-aDO$_2$はいくらか？

❾ 直ちにどのような検査を行うか？

❿ どのような治療を行うか？

解答・解説

❶ step 1：アシデミア（pH＜7.40）です．

❷ step 2：$PaCO_2$低下，HCO_3^-低下があり，代謝性アシドーシスです．

❸ step 3：Anion gap ＝ Na －（Cl＋HCO_3^-）＝ 127 －（95＋9）＝ 23

❹ step 4：

HCO_3^- ＋ 15 ＝ 9 ＋ 15 ＝ 24 ⇒ $PaCO_2$になっています（ルール6）．また，pH ＝ 7.24となっていますので，呼吸性代償機構は正常に作動しています（ルール7）．

❺ step 5：Anion gapが増大している原因は何か？

BUNが60 mg/dl 以上の場合は，尿毒症によるものと判断します．

❻❼ pHと血清K値の関係は妥当か？ 高K血症の原因は何か？

pH 7.24であり，酸塩基平衡による細胞内外の移動では，

細胞外pH	7.00	7.10	7.20	7.30	7.40	7.50
血清K値（mEq/l）	6.0	5.5	5.0	4.5	4.0	3.5

となるはずなので　予測血清K値は，4.8 mEq/l まで上昇しているはずです．実測値は，6.7 mEq/l であり，細胞内から細胞外へのKの移動のほかに，尿からのKの排泄量の低下，摂取K量が多い可能性があります．

❽ A-aDO_2はいくらか？

A-aDO_2 ＝ 150 －（$PaCO_2$/0.8）－ PaO_2 ＝ 150－（24/0.8）－ 95 ＝ 120－ 95 ＝ 25

やや拡大しています．肺水腫になっているかどうかチェックする必要があります．

❾ 直ちにどのような検査を行うか？

生命に直接に影響を与えるものは，高K血症ですので，これに対する対策が優先されます．心電図でテント状T波の存在あるいは不整脈があれば緊急性が高いと判断します（図4）．ただし，このような所見がなくても否定することはできません．

❿ どのような治療を行うか？

心電図で異常がある場合は，致命的な不整脈（心室細動）が生じる危険が高いので，心筋細胞膜を安定化させるためにグルコン酸カルシウムをゆっくり静脈内投与します．その後，いくつかの血清K値を低下させる方策

図4 ●本症例の心電図

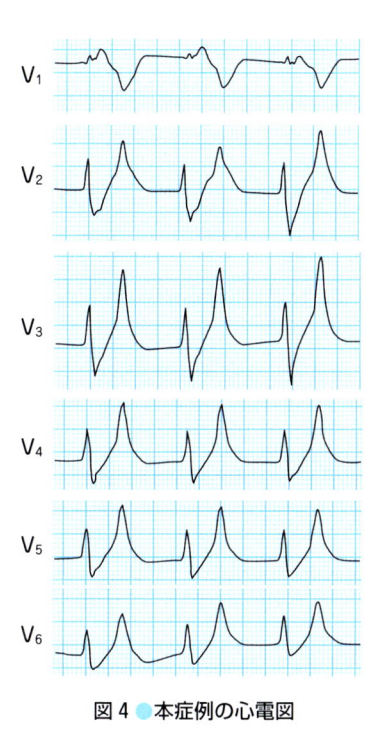

を行う必要があります．

- a) 血液のアルカリ化：細胞内へKを移動させます．重曹を静脈内に投与します．ただし，重曹は，$NaHCO_3$ですので，Naが含まれています．過剰投与になると心不全が生じますので注意が必要です．

- b) グルコース＋インスリン療法：インスリンが作用するとグルコースが細胞内に取り込まれますが，この際にKも細胞内に移動します．

- c) 血液透析を行ってKを体外へ除去します．

- d) 陽イオン交換樹脂によって腸管からKを除去します．陽イオン交換樹脂とは，Kイオンを吸収するとNaイオンを放出するタイプとCaイオンを放出するタイプがあります．腎不全では，高血圧と低Ca血症が生じていることが多いので，Na負荷よりは，Ca負荷となる製剤（カリメート®，アーガメイトゼリー®）が頻用されています．

> **サイドメモ　　A-aDO₂**
>
> 　肺胞と動脈との間の酸素分圧の差を表します．つまり肺でのガス交換障害の指標となります．
> $$A\text{-}aDO_2 = PAO_2 - PaO_2 = PIO_2 - PaO_2 - \frac{PaCO_2}{R}$$
> $$= 150 - PaO_2 - \frac{PaCO_2}{0.8}$$ で計算できます．
>
> 　基準値は，空気吸入下では，10 Torr未満です．高齢者でも20 Torr未満です．
> 　肺水腫，間質性肺炎，肺線維症で拡大しますが，それ以外に換気血流比不均等分布でも拡大します．せっかくPaO₂とPaCO₂が検査で出ますから，ちょっと計算してみると肺の状態が理解できます．

クリアしたら ✓
01

演習問題 02

症 例：52歳の男性．糖尿病があり40歳からインスリン療法を受けている．5日前から上気道炎症状があり，その後，食欲不振と下痢が出現したためインスリンの自己注射を中止していた．意識障害をきたしているところを家族に発見され搬送されてきた．

血圧 124/64 mmHg，脈拍88/分，呼吸20/分，アセトン臭あり，尿ケトン体 3＋，Na 140 mEq/l，K 4.4 mEq/l，Cl 105 mEq/l，BUN 40 mg/dl，クレアチニン 2.1 mg/dl，血糖 621 mg/dl，

pH 7.14，PaO$_2$ 70 Torr，PaCO$_2$ 33 Torr，HCO$_3^-$ 12 mEq/l

問 題

❶ step 1：アシデミアか，中性か，アルカレミアか？

❷ step 2：この患者の酸塩基平衡の状態は？

❸ step 3：Anion gapはいくらか？

❹ step 4：代償機構は正常か？

❺ step 5：Anion gapが増大している原因は何か？

❻ pHと血清K値の関係は妥当か？

❼ A–aDO$_2$はいくらか？

❽ どのような治療を行うか？

解答・解説

❶ **step 1**：アシデミア（pH＜7.40）です．

❷ **step 2**：$PaCO_2$ 低下，HCO_3^- 低下があり，代謝性アシドーシスが存在します．

❸ **step 3**：Anion gap ＝ Na －（Cl ＋ HCO_3^-）＝140 －（105 ＋ 12）＝ 23

❹ **step 4**：

HCO_3^- ＋ 15 ＝ 12 ＋ 15 ＝ 27 ⇒ $PaCO_2$ になるはずのところが，33と増加していますので呼吸性アシドーシスも合併しています．その結果，本来ならpH 7.27になるべきところが，pH 7.14とさらに酸性に傾いています．全体としては，代謝性アシドーシス＋呼吸性アシドーシスと判断されます（ルール6と7）．

❺ **step 5**：

血糖 500 mg/dl 以上の高血糖があり，尿中にケトン体が出現していますので，糖尿病性ケトアシドーシスと診断できます．

❻ **pHと血清K値の関係は妥当か？**

pH 7.14であり，酸塩基平衡による細胞内外のKの移動では，

細胞外pH	7.00	7.10	7.20	7.30	7.40	7.50
血清K値（mEq/l）	6.0	5.5	5.0	4.5	4.0	3.5

血清K値は，5.4 mEq/l 程度になることが予想されますが，4.4と正常範囲内にあります．アシドーシスに伴って細胞内からKが移動しても血清K値が上昇していません．このことは，身体全体のK総量が低下していることを示しています．その原因として，発症前の食事摂取量の低下と下痢によってK総量が減少しているものと判断できます．K欠乏量の推測としては，血清K値 0.5 mEq/l の変化で，身体全体のK量は，100 mEq単位で減少していますが，この患者では，およそ200 mEqの欠乏が予想されます（表5）．

表5 ● 血清K値と体内総K欠乏量の関係

血液pH	7.10	7.20	7.30	7.40	7.50	体内総K欠乏量
血清K値	5.5	5.0	4.5	4.0	3.5	0 mEq
血清K値	5.0	4.5	4.0	3.5	3.0	100 mEq
血清K値	4.5	4.0	3.5	3.0	2.5	200 mEq
血清K値	4.0	3.5	3.0	2.5	2.0	400 mEq

❼ A-aDO₂はいくらか？

A-aDO$_2$ = 150 －(PaCO$_2$/0.8)－PaO$_2$ =150－(33/0.8)－70＝109－70＝39　拡大していますので，肺水腫になっているかどうか，肺病変の有無をチェックする必要があります．

❽ どのような治療を行うか？

高血糖に対して，インスリン療法が絶対的に必要になります．また，体液量減少，脱水が生じていますので，輸液を開始する必要があります．このような場合には，必ず点滴ルートを2本確保します．1つのルートからは，速効型インスリン（レギュラーインスリン）10単位の1回静脈内投与のあとに，持続点滴（0.1単位/kg体重/時間）を行います．他のルートからは，生理食塩液を1時間あたり1 l を投与し，その後血圧を測定しながら200～300 ml /時間で投与します．電解質を検査しながら濃度を微調整します．特に注意しないといけないことは，インスリンを投与すると細胞内にブドウ糖が移動する際にKも一緒に移動しますので，低K血症が起こります．特にこの患者さんのように，潜在的に体のK総量が減少している場合には，早い時期から低K血症が生じますので，そのKを補充する必要があります．

血清K値が3.3 mEq/l 以下では，KClでK 30 mEq/時間で点滴投与し，3.3～5.0 mEq/l では，20 mEq/時間で投与します（p.185参照）．

サイドメモ　なぜ，0.1単位/kg体重/時間の速効型インスリンを使うのか？

インスリンは，インスリンの受容体に結合して，細胞内に存在するglut4が細胞膜表面に移動してからブドウ糖の輸送が起こります．すなわち，インスリン受容体の数によって作用効果が規定されているのです．一度に大量に投与されても結局受容体に結合できないインスリンは，短時間に代謝されてしまうのです．投与後，1時間で血糖の低下率をプロットすると目標とする血糖（100～200 mg/dl）に達する時間も予測できます．

演習問題 03

症　例：42歳の女性．頭痛と背部痛と軽度の高血圧症があり入院となった．
血圧：140-160/ 100-110 mmHg.
Na 140 mEq/l，K 3.3 mEq/l，Cl 95 mEq/l，BUN 16 mg/dl，クレアチニン 1.1 mg/dl
pH 7.48，PaO$_2$ 85 Torr，PaCO$_2$ 48 Torr，HCO$_3^-$ 33 mEq/l

問 題

❶ step 1：アシデミアか，中性か，アルカレミアか？

❷ step 2：この患者の酸塩基平衡の状態は？

❸ step 3：Anion gapはいくらか？

❹ step 4：代償機構は正常か？

❺ step 5：原因は何か？　どのような疾患を疑うか？

❻ pHと血清K値の関係は妥当か？

❼ A-aDO$_2$はいくらか？

❽ 追加すべき血液検査を3つあげなさい．

❾ 次に必要な検査を2つあげなさい．

解答・解説

❶ **step 1**：アルカレミア（pH＞7.40）です．

❷ **step 2**：$PaCO_2$上昇，HCO_3^-上昇があり，代謝性アルカローシスが存在します．

❸ **step 3**：Anion gap＝Na－（Cl＋HCO_3^-）＝140－（95＋33）＝12

❹ **step 4**：

代謝性アルカローシスですのでマジックナンバー15を使いましょう．HCO_3^-＋15＝33＋15＝48⇒$PaCO_2$になっていますので，一致しています．pH 7.48ですのでこれも一致しています．すなわち呼吸性代償も正常な代謝性アルカローシスと判断できます（ルール6と7）．

❺ **step 5：原因は何か？**

高血圧があり，低K血症と代謝性アルカローシスがみられますので，アルドステロン産生腫瘍，腎血管性高血圧，クッシング症候群，Liddle症候群などを鑑別する必要があります．

❻ **pHと血清K値の関係は妥当か？**

pH 7.48であり，K値は3.3 mEq/lであり，ほぼ予想される範囲と考えてよいでしょう．

細胞外pH	7.00	7.10	7.20	7.30	7.40	7.50
血清K値（mEq/l）	6.0	5.5	5.0	4.5	4.0	3.5

❼ **A-aDO_2はいくらか？**

A-aDO_2＝150－（$PaCO_2$/0.8）－PaO_2＝150－（48/0.8）－85
　　　　＝90－85＝5　特に問題はないと思われます．

❽ **追加すべき血液検査を3つあげなさい．**

身体所見も重要ですが，レニン活性，血漿アルドステロン濃度，血中コ

表6● 高血圧，低K血症，代謝性アルカローシスで疑われる疾患と血液検査の変動

	レニン活性	アルドステロン濃度	コルチゾール
アルドステロン産生腫瘍	低下	上昇	正常
腎血管性高血圧	上昇	上昇	正常
Liddle症候群	低下	低下	正常
クッシング症候群	低下	正常	上昇

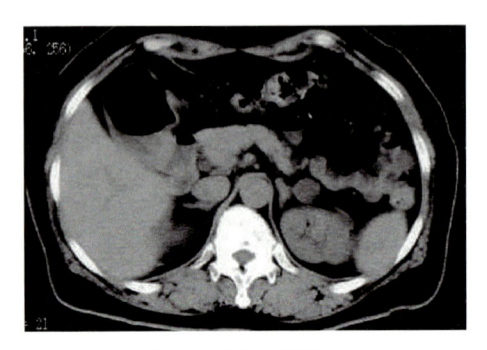

図5 ●本症例の腹部CT

ルチゾール濃度を測定する必要があります（表6）．

❾ **次に必要な検査を2つあげなさい．**

　腹部CT検査で，腎臓の左右差，副腎腫瘍，副腎過形成の有無をチェックします．腹部血管雑音の有無をチェックしますが，腎血管性が疑われる場合は，腎シンチグラム，血管造影検査も必要になります．
　若年性発症の高血圧は二次性の場合が多いので検査が必要になります．
　左の副腎に腫瘍がありました（図5）．原発性アルドステロン症でした．
　もし副腎腫瘍がなく腹部に血管雑音が聞かれると血管造影検査が必要になります．

> **サイドメモ　腹部血管雑音（abdominal bruits）**
>
> 　腎血管性高血圧では，上腹部を中心にしてときに一側に放散します．感度27～38％，特異度 89～96％，陽性尤度比 4.8，陰性尤度比 0.7です．さらに重症の高血圧で収縮期 拡張期雑音の場合は，感度 39％，特異度 99％，陽性尤度比 38.9，陰性尤度比 0.6です．
> 　厳密に血管雑音の発生部位を検討すると，約半数は腎動脈由来ですが，残りの半数は，腎動脈以外の部位からの雑音です[3]．

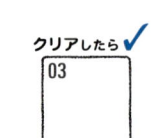

演習問題 04

> **症　例**：60歳の男性．喫煙歴：1日30本，40年．数年前から慢性閉塞性肺疾患（COLD）と診断されている．血圧：130/80 mmHg.
> Na 140 mEq/l，K 4.5 mEq/l，Cl 98 mEq/l，BUN 16 mg/dl，クレアチニン 1.1 mg/dl
> pH 7.36，PaO$_2$ 70 Torr，PaCO$_2$ 55 Torr，HCO$_3^-$ 30 mEq/l

問　題

❶ step 1：アシデミアか，中性か，アルカレミアか？

❷ step 2：この患者の酸塩基平衡の状態は？

❸ step 3：Anion gapはいくらか？

❹ step 4：代償機構は正常か？

❺ pHと血清K値の関係は妥当か？

❻ A-aDO$_2$はいくらか？

❼ どのような治療を行うか？

解答・解説

❶ step1：アシデミア（pH＜7.40）です．

❷ step2：$PaCO_2$ 上昇，HCO_3^- 上昇があり，呼吸性アシドーシスが存在します．

❸ step3：Anion gap ＝ Na －（Cl ＋ HCO_3^-）＝ 140 －（98 ＋ 30）＝ 12

❹ step4：

呼吸性アシドーシスでは，マジックナンバー15は使用できません．

慢性呼吸性アシドーシス　ΔHCO_3^- ＝ 0.35 × $\Delta PaCO_2$　最大HCO_3^- 42 mEq/l ですので，これに合わせて計算してみましょう．

左辺 ＝ ΔHCO_3^- ＝ 30 － 25 ＝ 5
右辺 ＝ 0.35 × $\Delta PaCO_2$ ＝ 0.35 ×（55 － 40）＝ 0.35 × 15 ＝ 5.25

すなわち，ほぼ一致した値になっていますので，慢性呼吸性アシドーシスで代謝性代償も正常範囲内であることがわかります．

❺ pHと血清K値の関係は妥当か？

pH 7.36であり，K 4.5でありほぼ妥当な範囲です．

細胞外pH	7.00	7.10	7.20	7.30	7.40	7.50
血清K値（mEq/l）	6.0	5.5	5.0	4.5	4.0	3.5

❻ A-aDO₂はいくらか？

$A-aDO_2$ ＝ 150 －（$PaCO_2$/0.8）－ PaO_2 ＝ 150 －（55/0.8）－ 70 ＝ 81 － 70 ＝ 11　特に基準値内であり拡散障害はないと思われます．肺胞レベルのガス交換は，ほぼ正常に行われており，肺胞低換気が主体であると判断します．

❼ どのような治療を行うか？

酸素濃度を急激に上昇させると呼吸抑制によってCO_2ナルコーシスとなる危険がありますので，酸素投与量には十分注意しましょう．通常は，酸素投与量は0.5～1.0 l/分程度が妥当です．酸素投与後30～60分で再度血液ガス分析を行って微調節する必要があります．また，人工呼吸などによって急激に$PaCO_2$が低下してもHCO_3^-は急に反応できないために相対的に多くなり代謝性アルカローシスになります．このときに筋痙攣や不整脈を生じることがあります．

演習問題 05

症　例：50歳の女性．IgA腎症が進行して5年前から血液透析を月，水，金曜日で行っている．先週の金曜日の透析後に発熱，下痢があり，今週月曜日の透析日に来院しなかった．その間嘔吐をくり返していた．火曜日に意識障害があり緊急搬送された．血圧 90/60 mmHg．
Na 127 mEq/l，K 4.0 mEq/l，Cl 88 mEq/l，BUN 100 mg/dl，クレアチニン 8.8 mg/dl，血糖 120 mg/dl，
pH 7.40，PaO$_2$ 95 Torr，PaCO$_2$ 27 Torr，HCO$_3^-$ 16 mEq/l

問　題

❶ step 1：アシデミアか，中性か，アルカレミアか？

❷ step 2：この患者の酸塩基平衡の状態は？

❸ step 3：Anion gapはいくらか？

❹ step 4：代償機構は正常か？

❺ pHと血清K値の関係は妥当か？

❻ A-aDO$_2$はいくらか？

❼ どのような治療を行うか？

解答・解説

❶ **step 1**：

中性（pH ＝ 7.40）です．しかし，酸塩基平衡には異常が生じている可能性があります．その発見の糸口は，Na － Cl ＝ 127 － 88 ＝ 39です．Na － Clが36以上ですと，HCO_3^-が増加する代謝性アルカローシスが存在する可能性があります（ルール8）．

❶ **step 2**：$PaCO_2$低下，HCO_3^-低下があり，代謝性アシドーシスが明らかに存在します．

❸ **step 3**：

Anion gap＝Na－（Cl ＋ HCO_3^-）＝ 127 －（88 ＋ 16）＝ 23　アニオンギャップが増大しています．BUN 100 mg/dlで60 mg/dl以上ですので，尿毒症性アシドーシスと考えてよいでしょう．ただ，複雑な点は，Clが大幅に低下していますので，嘔吐によって胃からHClが喪失して代謝性アルカローシスも合併しているのです．

❹ **step 4**：

HCO_3^- ＋ 15 ＝ 16 ＋ 15＝ 31 ⇒ $PaCO_2$ になるはずですが（ルール6），実際には27と低下しています．すなわち呼吸性アルカローシスも存在します．そのために，本来pH 7.31となるはず（ルール7）のpHが7.40となっています．すなわち代謝性アシドーシスと代謝性アルカローシスに呼吸性アルカローシスも合併して，一見すると正常のpHになっているのです．患者の状態は最悪であるのにもかかわらず，pHは正常になってしまっています．

❺ **pHと血清K値の関係は妥当か？**

pH 7.40であり，K 4.0でありほぼ妥当な範囲です．

❻ **A-aDO₂はいくらか？**

$A-aDO_2$ ＝ 150 －（$PaCO_2$/0.8）－ PaO_2 ＝150 －（27/0.8）－ 95 ＝ 116 － 95 ＝ 21　やや拡大しているので尿毒症による呼吸器症状や間質の浮腫に注意する必要があります．

❼ **どのような治療を行うか？**

尿毒症症状を改善するために血液透析を行います．同時に嘔吐によって喪失したClイオンを補う必要があります．通常の低Cl性代謝性アルカローシスでは大量の生理食塩液を使用します．しかし，生理食塩液を大量に投与すると塩分過剰になります．その場合は，NaイオンとClイオンの濃度差のあるアミノ酸製剤を使用する手もあります．塩化カリウム（ケーシーエル®）を使用することもありますが，腎不全では高K血症になりやすいので，

血清K値を測定しながら慎重に投与することになります．

> **サイドメモ　カチオンギャップを考慮したアミノ酸製剤治療**
>
> カチオンギャップ＝Cl － Naで計算します．
>
> 　アミノ酸は，アミド基（陽性荷電）とカルボキシル基（陰性荷電）を有しています．陽性荷電が多いアミノ酸と陰性荷電が多いアミノ酸に区別されます．
>
> 　陽性荷電アミノ酸としては，アルギニン，リジン，ヒスチジンなどがありますが，Hイオンを供与しますので，酸性アミノ酸と呼ばれています．一方，グルタミン酸，アスパラギン酸などは，陰性荷電アミノ酸でありアルカリ性アミノ酸と呼ばれています．酸性アミノ酸ではClを使用して塩を形成します．一方，アルカリ性アミノ酸では，Naを使用していますので，アミノ酸製剤中に含まれるアミノ酸の種類によってNaとClの含有量に違いが生じます（表7）．
>
> 　このカチオンギャップは，アミノ酸製剤の投与によって酸塩基平衡に異常が生じる危険がありますが，逆に治療に利用することもできます．カチオンギャップの多いアミノ酸製剤（アミノレバン®，アミカリック®）を長期間使用していると，高Cl性の代謝性アシドーシスをきたします．逆に低Cl性アルカローシスでは，Clを補充することができ補正に使用できます．腎不全用のキドミンは，むしろ腎不全による代謝性アシドーシスを補正する方向に働きます．

表7 ●アミノ酸製剤ごとのカチオンギャップ

アミノ酸製剤	肝不全用 アミノレバン®	腎不全用 キドミン®	高濃度 プロテアミン12X®	糖加低濃度 アミカリック®
総遊離アミノ酸（g/dl）	7.99	7.2	11.36	2.75
総窒素量（g/dl）	1.22	1.00	1.82	0.43
必須/非必須比	1.09	2.6	0.9	1.38
Na（mEq/l）	14	2	150	30
Cl（mEq/l）	94	0	150	50
Acetate（mEq/l）	0	45	0	40
カチオンギャップ（Cl－Na）	80	－2	0	20

演習問題 06

症　例：60歳代男性．以前から日本酒を毎日3合飲んでいた．早期胃癌の手術後に，完全静脈栄養：total parenteral nutrition（TPN）を行っている．術後1週間後から次第に，両視野全体が暗く見えることを訴えていた．術後2週間後から全く見えないと訴えはじめ，同時に水平眼振も出現した．その3日後から突然意識低下（JCS-Ⅱ-20-30），眼球開散傾向，対光反射遅延となった．尿に異常はみられない．

BUN 45 mg/dl，クレアチニン1.8 mg/dl，血糖195 mg/dl，Na 130 mEq/l，K 5.8 mEq/l，Cl 92 mEq/l，
pH 7.23，PaO$_2$ 90 Torr，PaCO$_2$ 23 Torr，HCO$_3^-$ 8 mEq/l

問　題

❶ step 1：アシデミアか，中性か，アルカレミアか？

❷ step 2：この患者の酸塩基平衡の状態は？

❸ step 3：Anion gapはいくらか？

❹ step 4：代償機構は正常か？

❺ step 5：原因は何か？

❻ pHと血清K値の関係は妥当か？

❼ A-aDO$_2$はいくらか？

❽ どのような治療を行うか？

解答・解説

① step 1：pH＜7.40ですのでアシデミアがあります．

② step 2：
　PaCO$_2$が低下し，HCO$_3^-$も低下していますので，代謝性アシドーシスが存在します．

③ step 3：
　Anion gap＝Na－（Cl＋HCO$_3^-$）＝130－（92＋8）＝30　アニオンギャップが増大する代謝性アシドーシスが存在します．

④ step 4：
　代謝性アシドーシスでは，マジックナンバー15を使用します．
　HCO$_3^-$＋15＝8＋15＝23 ⇒ PaCO$_2$になっていますので，呼吸性代償が正常に作動しているアニオンギャップ増大の代謝性アシドーシスと判断されます（ルール6，7）．

⑤ step 5：原因は何か？
　アニオンギャップが増大する代謝性アシドーシスの3大原因として，
　① 尿毒症性アシドーシス
　② 糖尿病性ケトアシドーシス
　③ 乳酸アシドーシス
があります．BUNが60 mg/dl 未満では，①は否定されます．また，血糖が500 mg/dl 以上で尿中，血中にケトン体が存在すれば，②の診断が可能ですが，この患者では，血糖値 192 mg/dl であり，否定されます．すなわち，③乳酸アシドーシスが最も可能性が高くなります．

⑥ pHと血清K値の関係は妥当か？
　pH 7.23であり，K 5.8であり，軽度上昇している印象があります．

細胞外pH	7.00	7.10	7.20	7.30	7.40	7.50
血清K値（mEq/l）	6.0	5.5	5.0	4.5	4.0	3.5

⑦ A-aDO$_2$はいくらか？
　A-aDO$_2$＝150－（PaCO$_2$/0.8）－PaO$_2$＝150－（23/0.8）－90＝121－90＝31　かなり拡大しているので間質の浮腫，換気血流比の不均等分布に注意する必要があります．

⑧ どのような治療を行うか？
　乳酸アシドーシスは，ミトコンドリアでの解糖系が障害されると生じま

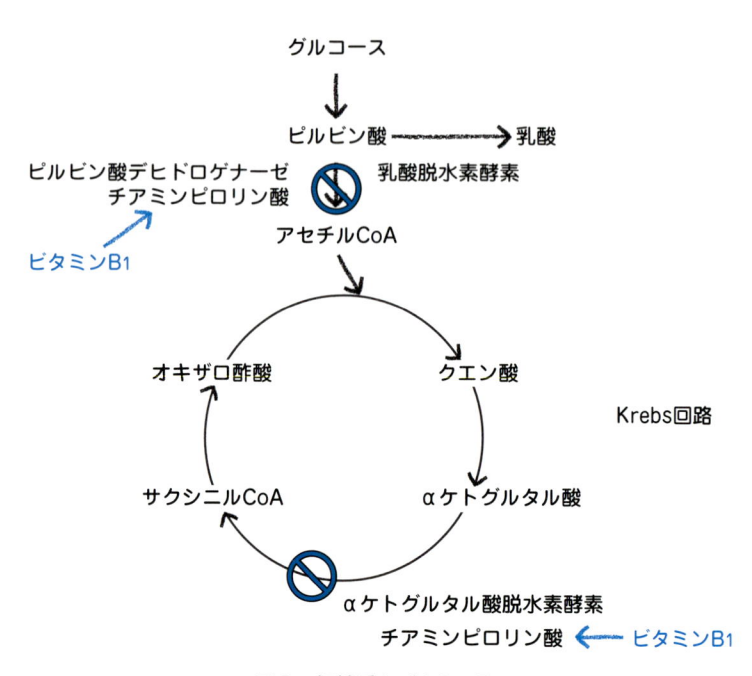

図6 ●解糖系とビタミンB₁

す．すなわち，ブドウ糖不足，酸素不足で起こります（A型乳酸アシドーシス）．ショック状態・組織の虚血でも生じます．またブドウ糖はピルビン酸になりミトコンドリア内に入ります．そしてアセチルCoAとなってKrebs回路に入ります．この代謝が阻害される場合もあります（B型乳酸アシドーシス）．

　この患者では，アルコール多飲によってビタミンB₁が潜在的に不足している状況があったところに，完全静脈栄養：total parenteral nutrition（TPN）の際に，ビタミンB₁を補充していなかったために乳酸アシドーシスが生じました（図6）．

　神経症状は，典型的なWernicke（ウエルニッケ）脳症によるものです．

　治療としては，ビタミンB₁を50 mgから100 mgを1回投与して，その後隔日に投与する程度で，数日以内に劇的に軽快します．ただし，神経障害が固定してからでは，期待できません．

サイドメモ　Wernicke（ウエルニッケ）脳症

　ビタミンB_1欠乏によって，中枢神経系の特に視床下部，中脳水道周囲，第4脳室底部が障害されます（図7）．

　①眼球運動障害，②運動失調，③意識障害が3大症状です．

　眼球運動障害としては，外方に眼を動かせないことによる複視や水平眼振によるめまい感です．運動失調症状としては，つかまり立ちや不安定な歩行などが急速に進行します．意識障害としては，無欲，注意力散漫，傾眠傾向から昏睡まで起こりますが，特異的というわけではありません．せん妄・錯乱状態が主体のこともあります．長期間に渡ると，見当識障害，健忘，記銘力障害など痴呆症状が主体になります．特徴的な神経症状から発見することが重要です．

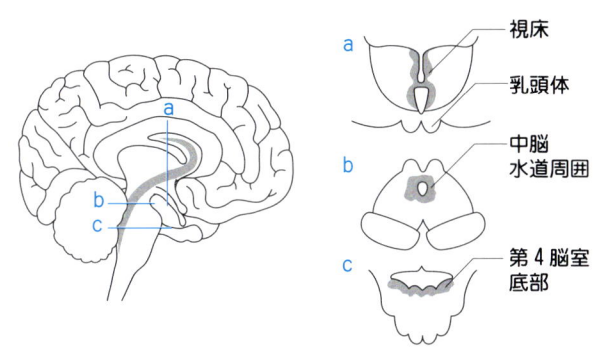

図7 ● Wernicke脳症を起こす障害部位

a 視床・乳頭体
b 中脳水道周囲
c 第4脳室底部

サイドメモ　血中ビタミンB_1濃度

　図8の横軸は血中ビタミンB_1濃度，縦軸は人数の百分率です．すなわち，血中濃度の分布を示しています．破線は成人であり，青色の実線が65歳以上の高齢者です．ピーク値は，成人の半分の濃度になっています．すなわち高齢者では潜在的なビタミンB_1不足があると考えてよいでしょう．また，妊娠悪阻などによっても不足します．このような患者で，完全静脈栄養を行い，ビタミンB_1を補充していないと乳酸アシドーシスやWernicke脳症が発症します．これによって，訴訟問題となり，研修医に3,000万円の支払い命令がすでに出されています．十分注意しましょう．（今日，この知識を得た人は，3,000万円得したと思ってください．）

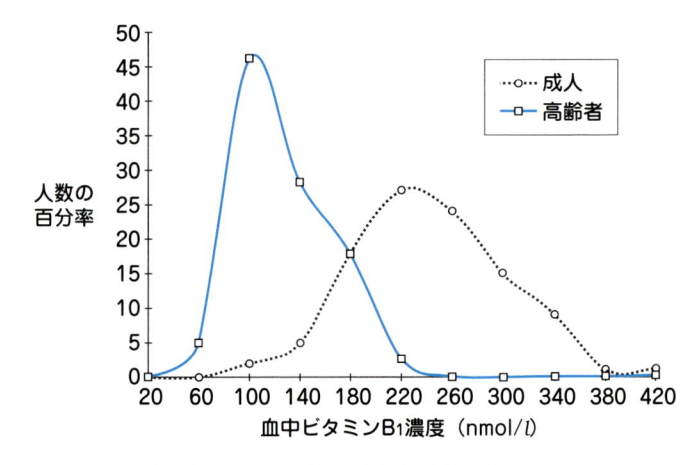

図8 ●成人・高齢者における血中ビタミンB_1の濃度分布

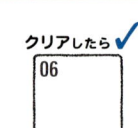

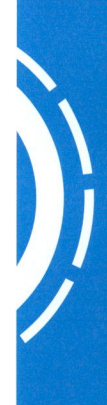

第1部　酸塩基平衡を克服する！

part 2　腎臓での酸塩基平衡の調節

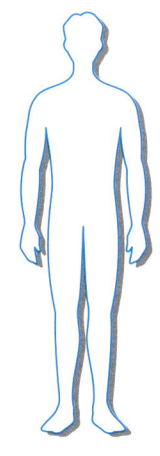

第1部 酸塩基平衡を克服する！

part 2 腎臓での酸塩基平衡の調節

1. HCO_3^-の再吸収はどうなっているの？

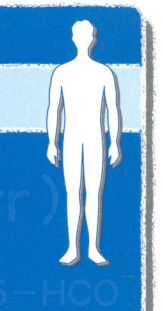

1 HCO_3^-の再吸収はなぜ必要？

　尿細管では，$CO_2＋H_2O \Leftrightarrow H_2CO_3 \Leftrightarrow H^＋＋HCO_3^-$の反応が最も重要になります．

　さて，体液量は体重の約60％です．そして，細胞内に40％，細胞外液に20％ですが，細胞外液は15％の組織液と5％の血液で構成されています．

　ここに体重60 kgの人がいたとします．体液量は，36 l になります．細胞外液量は，12 l になります．血中にHCO_3^-が25 mEq/lで存在しますので，総量300 mEqが細胞外液に存在しています．ところが，血液中のHCO_3^-は，原尿となってすべて尿細管腔に流れていきます．血中の濃度25 mEq/lで1日の原尿は144 l ですので，1日で25×144＝3,600 mEqが喪失することになるのです．細胞外液に存在するHCO_3^-の10倍量以上が糸球体から喪失していることになります．このように，アルカリ物質のHCO_3^-がそのまま尿に流れ大量に体外に排泄されると，生体は大変なアシドーシスになってしまうわけです．

　そこで，大量のHCO_3^-を再吸収するメカニズムがぜひとも必要になってきます（表8）．

2 ポンプ・チャネル・トランスポーターを理解しましょう

　ここで，もう一度，ポンプ，チャネル，トランスポーターを整理する必要があります．

　1個1個の細胞に不可欠なものは，ATP依存性$3Na^＋$-$2K^＋$交換ポンプです．しかし，その他のチャネルやトランスポーターは，それぞれ存在する部位で作動して，その細胞の特徴を形作っています．

　尿細管は，近位尿細管，ヘンレループ，遠位尿細管，集合管（図9）に

表8 ● ポンプ，チャネル，トランスポーターの性質

	ポンプ	チャネル	トランスポーター
エネルギー	使用	使用しない	どちらも
濃度勾配	逆らって作動	従う	従う
移動速度	一定	早い	遅い
イオン電流	発生しない	発生する	発生しない
構造		膜4回貫通型	膜12回貫通型
種類	$3Na^+$-$2K^+$交換ポンプ	無機イオン	有機イオン
		Na^+チャネル	Na^+-HCO_3^-交換
		K^+チャネル	Na^+-H^+交換
		Cl^-チャネル	Na^+-ブドウ糖共輸送体
		Ca^{2+}チャネル	$3Na^+$-K^+-$2Cl^-$共輸送体
			尿酸・有機酸交換輸送体

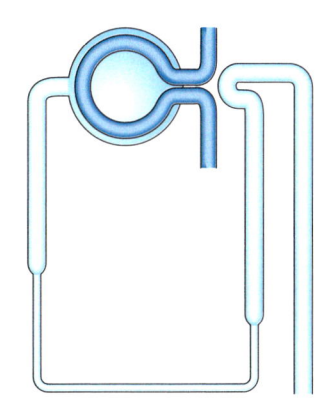

図9 ● 近位尿細管，ヘンレループ，遠位尿細管，集合管

よって構成されていますが，近位尿細管にあるすべての細胞が均等に同じ作用をしているわけではありません．隣り合った細胞が全く別の働きをしながら共存しているのですが，数量として多い細胞が，その尿細管の特徴を示すことになります，いずれの場合も$CO_2+H_2O \Leftrightarrow H_2CO_3 \Leftrightarrow H^+ + HCO_3^-$という反応が重要になります．

　以下の文章を読んで，それぞれの細胞でのポンプ，チャネル，トランスポーター（交換体）を図にしてみましょう．理解が深まります．

第1部　酸塩基平衡を克服する！

part 2　腎臓での酸塩基平衡の調節

2．近位尿細管での調節はどうなっているの？

　近位尿細管の尿細管腔側には，NaイオンとHイオン交換体があります（図10）．一方，血管側にはATPase依存性$3Na^+$-$2K^+$交換ポンプが存在し，Naを血管側にKを細胞内に移動させています．さらには，Na^+-$3HCO_3^-$共輸送体が存在して，Naを血管側に排出しています．このような状態ですので，Na濃度は10〜20 mEq/lと非常に低い数値になっています．さらに，尿細管内に蓄積したKをコントロールするためにK^+チャネルが血管側に存在しています．

　尿細管腔には，糸球体で濾過されたNaが大量に流れてきますので，濃度勾配によって，また，Na^+-H^+交換体によって尿細管細胞質に入ってきます．尿細管細胞から出たHイオンは，尿細管腔内でHCO_3^-と反応してH^+＋HCO_3^- → H_2CO_3 → H_2O＋CO_2になります．尿細管内で生成されたCO_2は，尿細管膜を容易に通過して尿細管細胞内に移動します．近位尿細管にあるbrush border（刷子縁）には，炭酸脱水酵素（carbonic anhydrase）が多数

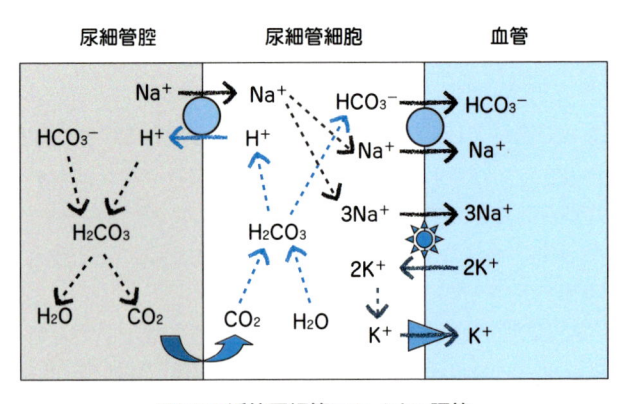

図10●近位尿細管でのイオン調節

存在していて$H_2O + CO_2 \rightarrow H_2CO_3 \rightarrow H^+ + HCO_3^-$の反応を進めます．尿細管細胞内で生成された$H^+$は，再度尿細管腔に排出されます．一方，$HCO_3^-$は$Na^+$-$3HCO_3^-$共輸送体によって，血管側に排出されます．すなわち，近位尿細管で再吸収されるHCO_3^-量と近位尿細管で排泄されるH^+は同量なのです．糸球体で濾過された1日あたり3,600 mEqのHCO_3^-のうち，約3,000 mEqは，近位尿細管で再吸収されることになります．

第1部 酸塩基平衡を克服する！

part 2 腎臓での酸塩基平衡の調節

3. ヘンレループでの調節はどうなっているの？

　ヘンレ上行脚においては，Na^+-K^+-$2Cl^-$共輸送体が重要です（図11）．すなわちこの輸送体によって尿細管細胞内にNa，K，Clイオンが増加します．Naは，血管側のATPase依存性$3Na^+$-$2K^+$交換ポンプによって血管側に排泄されます．その際にさらにKが細胞内に上昇しますので，K^+チャネルが尿細管側に開きます．この尿細管腔に排泄されたKがNa^+-K^+-$2Cl^-$共輸送体の刺激因子になります．さて，尿細管細胞内に蓄積したClイオンは，血管側の細胞膜に存在するCl^-チャネルによって血管側に排泄されます．

　Na^+-K^+-$2Cl^-$共輸送体は，膜電位，K^+チャネルを介するフラックス，細胞外K濃度に依存して作動します．

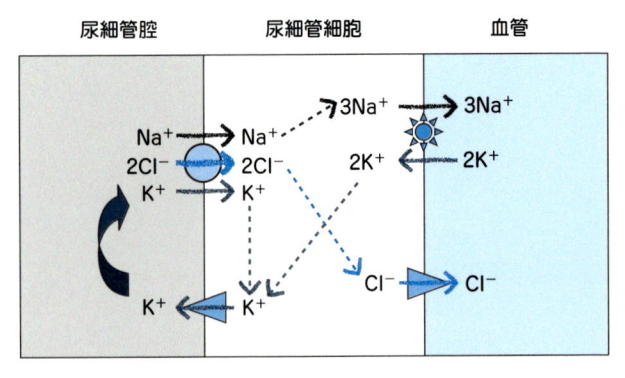

図11●ヘンレループでのイオン調節

第1部 酸塩基平衡を克服する！

part 2 腎臓での酸塩基平衡の調節

4. 遠位尿細管での調節はどうなっているの？

1 遠位尿細管起始部

　遠位尿細管起始部では，尿細管側にNa^+-Cl^-共輸送体があり，Na, Clが一緒に再吸収されます（図12）．血管側には，ATPase依存性$3Na^+$-$2K^+$交換ポンプがあり，Naを血管側にKを尿細管細胞内に取り入れます．一方，Clについては，K^+-Cl^-共輸送体によって血管側に排泄されます．さらに血管側細胞膜にある$3Na^+$-$2Ca^{2+}$交換体によって，Naが細胞内へCaが血管側に出されています．すなわち細胞内のCa濃度は低下するように働きます．サイアザイドは，Na^+-Cl^-共輸送体を抑制しますので，細胞内Naが低下します．その結果，細胞内Naを上げるために$3Na^+$-$2Ca^{2+}$交換体が活発化します．Caが血管側に出されていますので，細胞内濃度が低下します．そうすると尿細管側のCa^{2+}チャネルが作動してCaが尿細管細胞内に入り，それが血管側に排泄されるので，Caの再吸収が起こります．

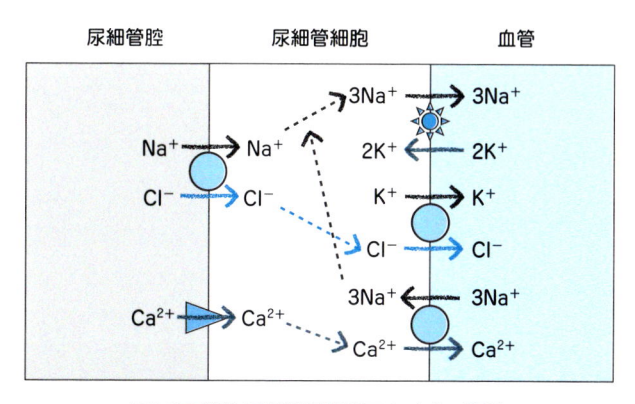

図12●遠位尿細管起始部でのイオン調節

2 遠位尿細管終末部から集合管にかけて

また，遠位尿細管終末部から集合管においては，Naは，尿細管腔側のNa$^+$チャネルによって尿細管細胞内に入り，ATPase依存性3Na$^+$-2K$^+$交換ポンプによって血管側に排泄されています．Naの増加によって細胞は脱分極しますのでK$^+$チャネルが開いて尿細管腔にKが排泄されます．このNa$^+$チャネルとATPase依存性3Na$^+$-2K$^+$交換ポンプはアルドステロンによって活性化されています．Na$^+$チャネルが失活しない疾患がLiddle症候群であり，高血圧（低レニン，低アルドステロン血症）を示すことになります．

第1部 酸塩基平衡を克服する！

part 2 腎臓での酸塩基平衡の調節

5. 集合管での調節はどうなっているの？

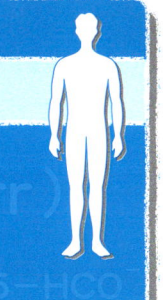

集合管では$H_2O+CO_2 \rightarrow H_2CO_3 \rightarrow H^+ + HCO_3^-$で生成されたHイオンを，ATPを使って尿細管側に排泄します（ATP依存性H^+ポンプ）（図13）．また，ATPを使用してHイオンを排泄してKイオンを取り込む交換ポンプも作動します．細胞内に増加したKは，尿細管腔側にKチャネルによって排泄されます．一方，Hイオンと同時に産生されたHCO_3^-の方は，血管側のHCO_3^--Cl^-交換によって細胞外へ出ます．その際細胞内に流入したCl^-は，Cl^-チャネルで血管側に排泄されます．また，ATPase依存性$3Na^+$-$2K^+$交換ポンプによって流入してきたKは，K^+チャネルで尿細管腔側に出されます．尿細管腔に排泄されたHイオンは，NH_3と反応してNH_4^+になり，また，HPO_4^-と反応して，$H_2PO_4^-$になります．

集合管には，ADHの受容体をもった細胞があり，アクアポリンによって水の再吸収を行っています．

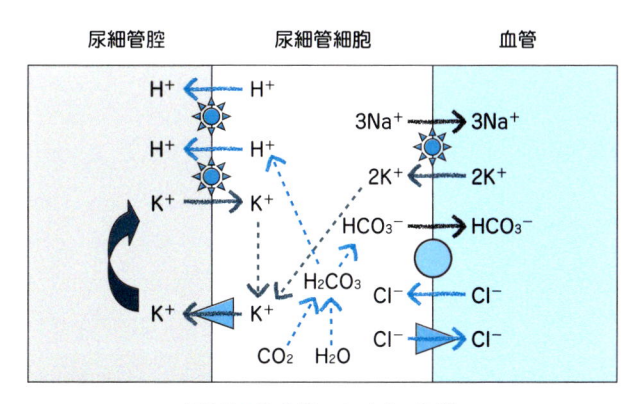

図13●集合管でのイオン調節

演習問題 07

症　例：45歳の女性．数年前から，四肢の脱力がときどきあった．数日前から右手の痙攣があり，次第に立ち上がりができなくなり，救急車で来院した．
血圧 96/50 mmHg，身長 160 cm，体重 43 kg，
Na 140 mEq/l，K 2.1 mEq/l，Cl 115 mEq/l，
BUN 20 mg/dl，クレアチニン 0.7 mg/dl，血糖 100 mg/dl，
尿：pH 6.5，尿タンパク 陰性，潜血反応 陰性，尿ケトン体なし．
pH 7.27，PaO$_2$ 95 Torr，PaCO$_2$ 27 Torr，HCO$_3^-$ 12 mEq/l

問　題

❶ step 1：アシデミアか，中性か，アルカレミアか？

❷ step 2：この患者の酸塩基平衡の状態は？

❸ step 3：Anion gapはいくらか？

❹ step 4：代償機構は正常か？

❺ pHと血清K値の関係は妥当か？

❻ A-aDO$_2$はいくらか？

❼ 重曹を補充すると何が起こるか？

❽ どのような治療を行うか？

❾ 次に必要な検査は何か？

解答・解説

❶ step 1：pH＜7.40ですのでアシデミアがあります．

❷ step 2：
　PaCO₂が低下し，HCO₃⁻も低下していますので，代謝性アシドーシスが存在します．

❸ step 3：
　Anion gap ＝ Na－（Cl＋HCO₃⁻）＝ 140－（115＋12）＝ 13　アニオンギャップ正常の代謝性アシドーシスが存在します．

❹ step 4：
　代謝性アシドーシスでは，マジックナンバー15を使用します．
　HCO₃⁻＋15 ＝ 12＋15 ＝ 27 ⇒ PaCO₂になっていますので，呼吸性代償が正常に作動しているアニオンギャップ正常の代謝性アシドーシスと判断されます（ルール6，7）．

❺ pHと血清K値の関係は妥当か？
　pH 7.27であり，予想されるKは，4.8程度です．実測値が2.1であり，総量で500 mEq以上不足しています．

血液pH	7.10	7.20	7.30	7.40	7.50	体内総K欠乏量
血清K値	5.5	5.0	4.5	4.0	3.5	0 mEq
血清K値	5.0	4.5	4.0	3.5	3.0	100 mEq
血清K値	4.5	4.0	3.5	3.0	2.5	200 mEq
血清K値	4.0	3.5	3.0	2.5	2.0	400 mEq

❻ A-aDO₂はいくらか？
　A-aDO₂＝150－（PaCO₂/0.8）－PaO₂＝150－（27/0.8）－95＝116－95＝21
　軽度拡大しています．

❼ 重曹を補充すると何が起こるか？
　重曹（NaHCO₃）を投与すると，細胞外液のpHは上昇します．そうするとKは，細胞外から細胞内に移動します（ルール2）．Na 140 mEq/l，K 2.1 mEq/l，Cl 115 mEq/lですので，さらに血清K値が低下することが予想されます．低K血症では，筋肉細胞・神経細胞の過分極から呼吸筋麻痺が起こります．

　この症例では，PaCO₂が低下しHCO₃⁻が低下していることから，代謝性アシドーシスまでの診断は正しいのですが，pHが低いことに驚いて重曹

（NaHCO₃）を投与しpHを補正しようとすると，低K血症から呼吸筋麻痺が起こってしまいます．メカニズムを知らないと，大変なことになってしまいます．

❽ どのような治療を行うか？

体内のK欠乏量は，500 mEq相当と予想されますので，K補給が優先されます．通常Kの補充は，K-Cl（ケーシーエル®）で行いますが，この患者では，Clが高いので，できればアスパラK®のほうがベターでしょう．

投与方法の詳細は，p.184を参考にしてください．

❾ 次に必要な検査は何か？

アニオンギャップ正常の代謝性アシドーシスであり，HCO₃の再吸収の低下が原因の尿細管性アシドーシスが最も強く考えられます．尿細管性アシドーシスでは，尿の酸性化障害がありますので，尿のpHは通常の5.0〜6.0より高い値になります．尿試験紙ですぐにわかります．

遠位尿細管障害をⅠ型，近位尿細管障害をⅡ型と呼んでいます．両者が障害されるとⅢ型になります．Ⅳ型もありますが，これは低レニン低アルドステロン型で高K血症になります．

近位尿細管障害では，糖尿，アミノ酸尿も出現します．

尿細管性アシドーシスの場合，尿細管あるいは間質障害を引き起こす疾患を考えなくてはいけません．

【尿細管アシドーシス（renal tubular acidosis，RTA）の診断（表9，10）】

① 尿pH：アシドーシスの状態で5.5以上（5.5以下でもRTAを否定できません）

② 尿アンモニア：正常酸排泄量，1 mEq/kg体重/日．60％はアンモニア

③ 酸負荷試験：
塩化アンモニウム（0.1 g/kg体重）の1回投与，あるいは3日間連続投与．
すでにアシドーシスがある場合は検査不要
本検査でpH 5.5以上のときでアシドーシスがない場合を不完全型RTA

④ 重曹負荷試験：
重曹投与により血中HCO₃を正常近くまで補正した際の尿中HCO₃排泄量

表9 ● 近位型RTAの原因

①特発性	
②遺伝性疾患	cystinosis，Lowe's症候群，Wilson病
③カルシウム代謝異常	ビタミンD欠乏症，副甲状腺機能亢進症
④薬剤によるもの	期限切れテトラサイクリン，methyl-5-chrome，ストレプトゾトシン，鉛
⑤腎疾患	アミロイドージス，ネフローゼ症候群，腎移植，シェーグレン症候群，発作性夜間ヘモグロビン尿症，髄質海綿腎，腎静脈血栓症
⑥多発性骨髄腫	
⑦炭酸脱水素酵素阻害　特発性，遺伝性，acetazolamide	

表10 ● 遠位型RTAの原因

Ⅰ型（古典的）	
①特発性	
②高γグロブリン疾患	肝硬変，多発性骨髄腫，SLE，シューグレン症候群，甲状腺炎，原発性胆汁性肝硬変症
③間質性腎炎	尿路閉塞，鎮痛剤，移植腎，鎌状赤血球症，髄質海綿腎
④カルシウム代謝異常症	腎石灰化症，原発性高Ca尿症，ビタミンD過剰症
⑤薬剤によるもの	アンホテリシンB，リチウム，トルエン
Ⅳ型（高K型）	
①ミネラルグルココルチコイド減少症	Addison病，副腎酵素欠損症，アルドステロン欠損症
②低レニン性低アルドステロン症	糖尿病性腎症，間質性腎炎，非ステロイド性抗炎症薬
③ミネラルグルココルチコイド抵抗性	間質性腎炎，尿路閉塞，移植腎，鎌状赤血球症，薬物（スピロノラクトン，トリアムテレン）

　　　　　FE-HCO$_3$：近位RTAでは15％以上
　　　　　　　　　　高K型RTAでは5〜10％
　　　　　　　　　　遠位RTAでは5％以下

⑤ 硫酸ナトリウム投与：
　製剤作製が煩雑，結果の解釈が単純ではありません．

以上の障害の原因を考えますと

　中年女性であることから，シェーグレン症候群に合併した可能性が最も高いと思われます．次の可能性としては，多発性骨髄腫あるいはパラプロテイン血症あるいは一次性アミロイドーシス（AL型）もあります．

　シェーグレン症候群に対しては，抗SS-A抗体，抗SS-B抗体，抗核抗体，リウマトイド因子，Schirmerテストなどが必要になります．

　また，多発性骨髄腫あるいはパラプロテイン血症あるいは一次性アミロイドーシス（AL型）であれば，尿中・血中免疫電気泳動がぜひ必要になります．

第2部 水・電解質異常を克服する！
part 1　水とナトリウムバランス

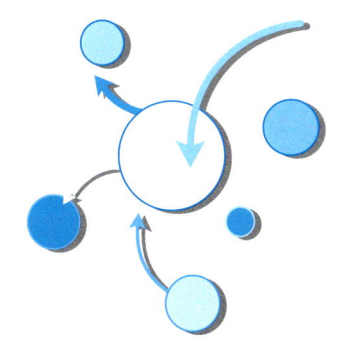

第2部　水・電解質異常を克服する！

part 1　水とナトリウムバランス

1．体内の水分の分布と組成は？

1 水分（体液量）は，体重の何%でしょうか？

　年齢，性によって変化しますが，覚えやすい数字で暗記しましょう．

　成人男性では，体液量は体重の60%です．小児では，みずみずしいので70%くらい，高齢者では，枯れてきますので50%と考えましょう．

　次に，分布を考えてみましょう（図14）．40%が細胞内に存在し，15%が細胞外の組織，5%が血管内と覚えましょう（合計60%になります）．40：15：5＝8：3：1の比率になります．すなわち，体重の60%が水分で，その体液量の8/12が細胞内に存在し，3/12が細胞外組織（組織間液），1/12が血管内に存在します（13分の1という覚え方もありますが，そうすると細胞内，組織間液の比率が複雑になります．ですから12分の1と覚えた方が得策です）．

> 例：体重60 kgの男性がいたとします．その人の体液量は，60×0.6＝36 l になります．36×8/12＝24 l が細胞内に存在し，36×3/12＝9 l が細胞外の組織に存在し，36×1/12＝3 l が血管内に存在することになります．

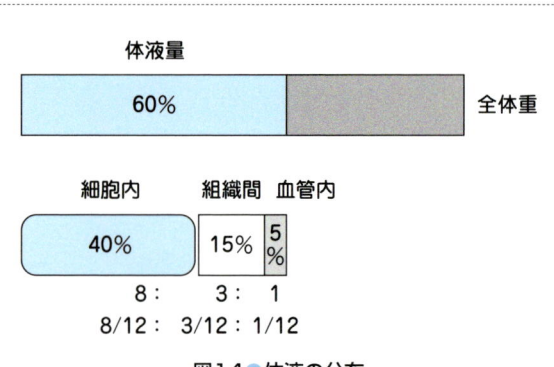

図14●体液の分布

2 細胞内と細胞外環境は？

1）細胞外液は以下のようになっています

- Na$^+$　　140 ± 5 mEq/l
- K$^+$　　4.0 ± 0.5 mEq/l
- Cl$^-$　　100 ± 5 mEq/l
- pH　　7.40（Hイオン濃度では，40 nmol/l に相当します）
- PaO$_2$　　100 Torr
- PaCO$_2$　　40 Torr
- HCO$_3^-$　　25 mEq/l

2）細胞内液は以下のようになっています

- Na$^+$　　20〜30 mEq/l
- K$^+$　　100 mEq/l
- pH　　7.00（Hイオン濃度で 100 nmol/l となります）

　細胞膜1枚の内外で大きく環境が異なっているのです（図15）．細胞内外のバランスを考えるうえで，pHと浸透圧が重要になります．pHについては，第1部でまとめましたので，この第2部では，浸透圧について理解しましょう．

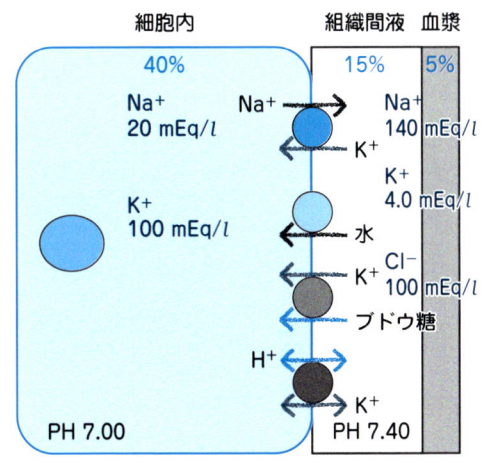

図15 ● 細胞内液と外液の電解質濃度とpH

1．体内の水分の分布と組成は？

第2部 水・電解質異常を克服する！

part 1 水とナトリウムバランス

2. 浸透圧を考えよう

1 1個1個の細胞が生きている！

「ある朝，イチロー君が目を覚ましたら，ナメクジになっていました（カフカのパクリ）．それを見た花子ちゃんは，気持ち悪がって台所にあった塩をぶっかけました．そうすると，ナメクジのイチロー君は，身体から水分が抜けて干からびて小さくなってしまいました．

翌朝，なんとか元に戻ったナメクジのイチロー君を松井君がみつけ，やはり気持ち悪がって水に落としました．ナメクジのイチロー君は，みるみる身体が膨らんできました．そして，とうとうパンクしてしまいました．ナメクジのイチロー君は残念な結果になってしまいました」

なぜこのようなことになるのでしょうか？ この現象に浸透圧が関与しています．

実は，私たちの身体の1個1個の細胞が，ナメクジのイチロー君と同じ状況になるのです．細胞外液の浸透圧が高いと，水分は細胞内から細胞外に移動し，細胞自体は干からびてしまいます．これを医学的には，**脱水症**と呼んでいます．一方，細胞外の浸透圧が低下していると，水は細胞内に移動します．その結果，細胞の腫脹が起こります．これを医学的には**水中毒**と呼んでいます．

2 浸透圧とは？

ここで，浸透圧とは，どのように説明したらいいのでしょうか？

●キーワードを使って説明してみましょう

①濃い溶液，②薄い溶液，③半透膜，④水の移動

● 回　答

　「半透膜」を介して，「濃い溶液」と「薄い溶液」が接しているときに，「水」が「薄い溶液」から「濃い溶液」に移動し，濃い溶液の水分が増加し，段違いの水位になります（図16）．これを元に戻すには，濃い溶液の方に力を加える必要があります．この力を浸透圧と呼んでいますが，これと同じ力で水が引っ張られていると考えることもできます．この単位は，Osm/kg H₂Oで表します．水1 kgは1 l と同じになりますので，Osm/l という表現をすることもあります．

　さて，ここで，濃い溶液とか薄い溶液とは，何で表すのでしょうか？

　濃度は，一般的には，％で表しています．医学的にはg/dl あるいはmg/dl でも表現されます．浸透圧に関与している濃度は何で表すのがよいのでしょうか？

　実は，単位当たりの分子数が重要なのです．すなわちmol/l が，重要な単位になるのです．**モル濃度mmol/l ⇒ 浸透圧mOsm/l ＝ mOsm/kg H₂O**に相当します．

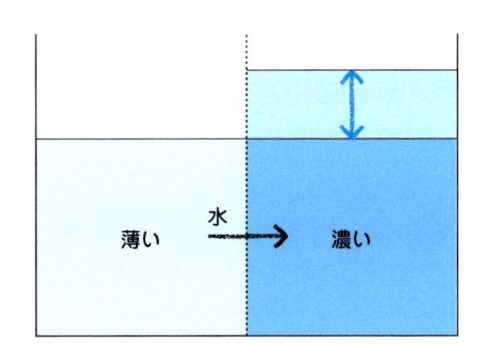

図16● 浸透圧のしくみ

3 血漿浸透圧はどれぐらいでしょうか？

　細胞外液で最も多く存在する物質はNaなどの電解質です．

　Na 140±5 mEq/l，K 4.0±0.5 mEq/l，Cl 100±5 mEq/l ですが，mEq/l は，Na，K，Clの電荷が1価ですので，mmol/l と同じになります．そして陽イオンと陰イオンの数はほぼ同量であると考えますと，2×Naが電解質による浸透圧に相当します．

　それでは，その次に多い分子は何でしょうか？　ブドウ糖（血糖）になり

ます．ブドウ糖の分子量は，180ですのでA mg/dl → 10×A mg/l → 10×A/180 mmol/lになります．すなわち，A/18 mmol/lになります．血糖値/18を先の電解質分の浸透圧（2×Na）に足すことになります．その次に多い分子として尿素窒素（BUN）があります．同様にして計算すると，BUN/2.8となります．これらすべてを足すと，血漿浸透圧として推測できます．

> **ルール9**
> 血漿浸透圧の推測式＝2×Na＋血糖値/18＋BUN/2.8

ただし，尿素窒素は，細胞膜を比較的自由に通過しますので，細胞内外での浸透圧に寄与しません．実際の張力（tonicity）としては，2×Na＋血糖値/18になります．

臨床現場で，Na値と血糖値の情報を手に入れたら，すぐに血漿浸透圧を予測する習慣をつけましょう．そうすると，細胞内外の水の移動状況が理解できるようになります．以上の浸透圧を厳密に言うと晶質浸透圧と呼んでいます．

サイドメモ　浸透圧ギャップ：実測浸透圧－（浸透圧推測値）

浸透圧の測定は，氷点降下法で行っていますが，実際に血漿浸透圧を測定した値と推測式での数値の差を浸透圧ギャップと呼んでいます．その原因としては，推測式で使用される，Na値，血糖値，BUN以外の物質が蓄積している状態が考えられます．生体の代謝で生じるものとして，ケトアシドーシス（ケトン体），腎不全によるリン酸，硫酸その他の物質の蓄積，乳酸アシドーシスなどがあります．また，外部から摂取あるいは投与されることによって生じる場合としては，アルコール〔エタノール，メタノール（消毒薬），エチレングリコール（不凍液）〕，浸透圧利尿物質としてのマニトール，グリセロール，ソルビトールなどがあります．また，高タンパク血症や高脂血症では，固形成分を除外した水分に対する物質の濃度となりますので実測値では高値になります．この場合を偽陽性として扱っています．

血漿浸透圧ギャップは，通常，10 mOsm/kg H_2O前後です．

血漿浸透圧ギャップと同様に尿浸透圧ギャップも計算で出ます．血漿浸透圧ギャップと同じような原因でギャップが生じますが，特にアンモニウムイオン，その他の陰イオン，ケトン体，馬尿酸イオンなどが影響します．

第2部 水・電解質異常を克服する！

part 1 水とナトリウムバランス

3. 体液量の評価はどうする？

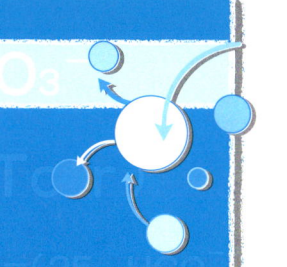

1 浮腫とは

1）膠質浸透圧と血管圧で考えよう

　浮腫とは，組織液量が増加した状態と定義されています．

　ここで重要なポイントは，膠質浸透圧という考え方です．アルブミンなどのタンパク質自体が，その周囲に水を引き寄せる力と考えるとわかりやすいでしょう．

　血管内には，アルブミンが存在します．しかし，血管外の組織には，通常，漏れ出さないようになっています．すなわち，血管内では，膠質浸透圧と晶質浸透圧の両者が関与して水を組織から血管内に引き寄せています．

　一方，血管外（細胞外）組織では，膠質浸透圧はなく，晶質浸透圧だけであると判断します．細胞内は，Kイオン，リン酸，糖代謝物が浸透圧の主体になっています．細胞外ではNaとClが主体です．

　以上の膠質浸透圧と血管圧（動脈圧と静脈圧）を考えて，Starlingの法則が提示されています．

2）浮腫を分類しよう

　臨床的に浮腫の患者を診た場合には，pitting edema（圧迫して圧痕が生じる場合）とnon-pitting edema（圧迫して圧痕が生じない場合）に分けましょう．pitting edemaでは，組織に水分が貯留しています．心不全，ネフローゼ症候群，肝硬変，静脈血栓症などがあります．一方，non-pitting edemaでは，ムコ多糖類と水分が混在していることを示しています．甲状腺機能低下症（粘液水腫）と好酸球性血管浮腫（Gleich症候群），リンパ管閉塞などがあります．

表11 ● 浮腫の分類

	pitting edema	non-pitting edema
全身性	うっ血性心不全	甲状腺機能低下症
	ネフローゼ症候群（underfill type）	
	急性腎炎, 腎不全（overflow type）	敗血症（高サイトカイン血症）
局所ときに全身	特発性浮腫（下肢, 顔面）	
	非代償期の肝硬変	外傷, 熱傷（下肢主体）
		糖尿病
局所性	静脈血栓症	リンパ管閉塞（フィラリア, 結核, 腫瘍, 放射線）
	上大静脈症候群（顔面）	
	下大静脈閉塞（両下肢, 腹水）	
		好酸球性血管性浮腫
		Quinke浮腫

　さらに，浮腫を全身性か局所性かで区別します．そうすることで，浮腫の原因を大まかに推測することができるようになります（表11）．

3）Starlingの法則

　動脈側では，血管内圧と膠質浸透圧との圧較差は，35－25＝10 mmHgで血管外に向かっています．静脈側では，血管内圧と膠質浸透圧との圧較差は，15－25＝－10 mmHgとなり，10 mmHgで血管内に向かいます．この状態で水分移動のバランスがとれています（図17a）．ここで膠質浸透圧が25 mmHgから10 mmHgまで低下した状況を考えてみましょう．動脈側では，35－10＝25 mmHgで血管外に向かいます．一方，静脈側では，15－10＝5 mmHgで血管外に向かいます．すなわち水分は血管外組織に溜まることになります（図17b）．

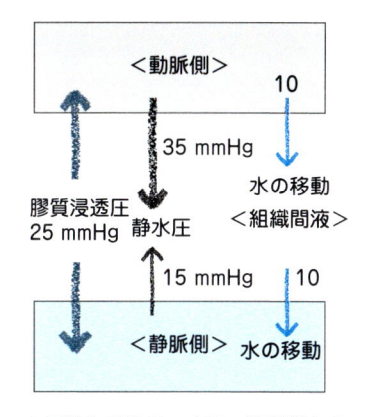

a) 正常な場合は、水は、動脈側から組織間液へ流れ、静脈側に移動する

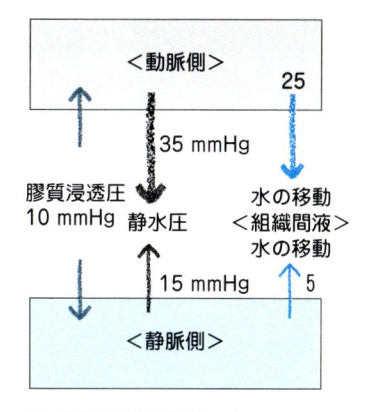

b) 膠質浸透圧が低下すると動脈側、静脈側ともに組織に水が貯留する方向に働く

図17●Starlingの法則

2 体液量減少：volume depletion

volume depletion：体液量減少は、細胞外液（組織間液＋循環血液量：体重の20％）の減少を指します．この場合には、血清Na値は、基準値内の場合もありますし、低下している場合もあります．臨床的には、体液量減少の有無を評価することになります．

1）血　圧

平均動脈圧が60 mmHg以下に低下した状態をショック状態と呼んでいます．その場合に循環血液量が減少しているかどうかをすばやく判断する必要があります．

2）皮膚ツルゴールの評価（スカーフ現象）

前腕や大腿伸側の皮膚をつまみ引っ張り、手を離したときにテント状のままに戻りにくいという徴候です．高齢者では、前頭部が指標になります．

3）Capillary refilling time（毛細血管再充満時間）

中指の爪を5秒間押して、圧迫を解除すると白くなった爪床が2秒以内に紅潮を帯びますが、体液量の減少があると2秒以上に遅延します．感度34％、特異度95％、陽性尤度比6.9とされています．

4）Tilt test（チルトテスト）

　2分間座位を保ち，心拍数と血圧を測定します．その後，1分間立位を保ち心拍数と血圧を測定します．心拍数が，30/分以上あるいは血圧が20 mmHg以上低下する場合に陽性であると判断します．体液量減少の感度97％，特異度96％，陽性尤度比24.3であるとされています．

3 脱水：dehydration

　dehydration：脱水とは，細胞内の水分が不足する場合を指しています．すなわち細胞内が，干からびていることになります．それは，最初に細胞外液の水分量が減少したために，高Na血症が生じ，血漿浸透圧が高くなり（血漿浸透圧＝2×血清Na値＋血糖/18＋BUN/2.8），水が細胞内から細胞外へ移動します．その結果として細胞内水分が不足した状態になったのです．また，血糖が高くなり，尿糖が出現すると尿中に水分が喪失します．これを浸透圧利尿と呼んでいますが，それによって血漿浸透圧が上昇して，細胞内は脱水になります．

第2部 水・電解質異常を克服する！

part 1 水とナトリウムバランス

4．水とナトリウムの関係は？

　血清Na値（濃度）は，血液中のNaイオンと水分量のバランスで決まります．すなわち，低Na血症は，Na量が低下している場合もあるし，水分が増加している場合もあるのです．Naイオンの総量は，尿細管・集合管でのNaの再吸収に依存しています．一方，水は，下垂体から分泌されたADHが集合管に作用して初めて再吸収されています．Naと水は全く異なったシグナルで作動し，それぞれ異なった細胞が担当しているのです．

　下垂体から分泌されたADHは集合管細胞の血管側にある受容体（V_2R）に結合します．そのシグナルによって細胞内のcyclic AMPが上昇します．そこでアクアポリン2（AQP2）が尿細管腔側に移動し，水を再吸収します．AQP2と結合した水は血管腔側に運ばれAQP4を介して血液に放出されます（図18）．

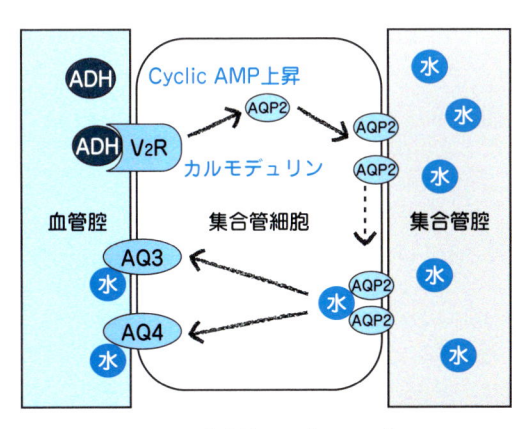

図18●集合管での水の再吸収

第2部 水・電解質異常を克服する！

part 1 水とナトリウムバランス

5. ADHの分泌のシグナルは？

1 大幅な細胞外液量の減少

細胞外液量が大幅に減少したときには，とりあえず浸透圧効果のない水でもよいから吸収して体液量を増加させようとします．このシグナルは，生命の危機的状況を感知したことを示しています．ADH分泌による水再吸収の結果として，水でNaが薄められて，低Na血症になります．実際には，体重が5％減少したとき，ADH 2.5 pg/ml，15％減少では，ADH 7.5 pg/ml，20％減少で，15 pg/dl程度まで上昇します（図19）．

2 血漿浸透圧の上昇

ADHの分泌は280 mOsm/kg H$_2$Oが基準になりますが，それ以上に浸透圧が上昇すると，0.38×（血漿浸透圧－280）の割合でADHが分泌されま

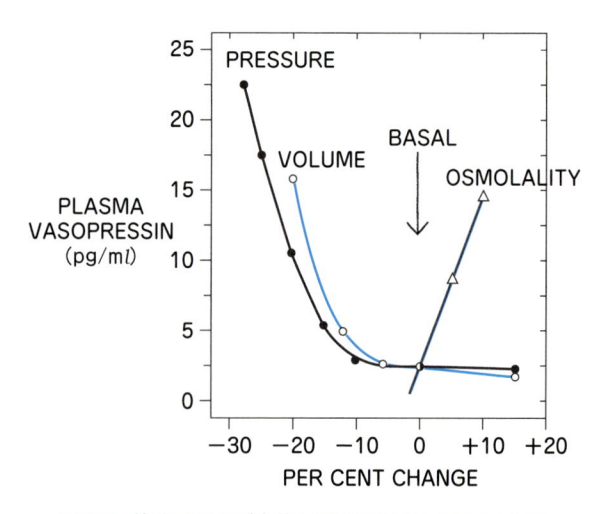

図19 ●体液量および血漿浸透圧の変化とADHの分泌

す．ADHが分泌されると，水が再吸収されNa濃度が低下するようになります．その結果，血漿浸透圧は低下します．それでも間に合わずに血漿浸透圧が290 mOsm/kg H₂O前後になりますと，口渇中枢が刺激され飲水行動が起こります．外部から水分を補給することによってNa濃度が低下します．その結果として通常では，血漿浸透圧は270〜290 mOsm/kg H₂Oの範囲内を変動することになります．血漿浸透圧は，2×Na+αで推測されますので，逆に血清Na値は，270〜290 mOsm/kg H₂Oの半分の135〜145 mEq/lの範囲内を変化することになるのです（図20）．

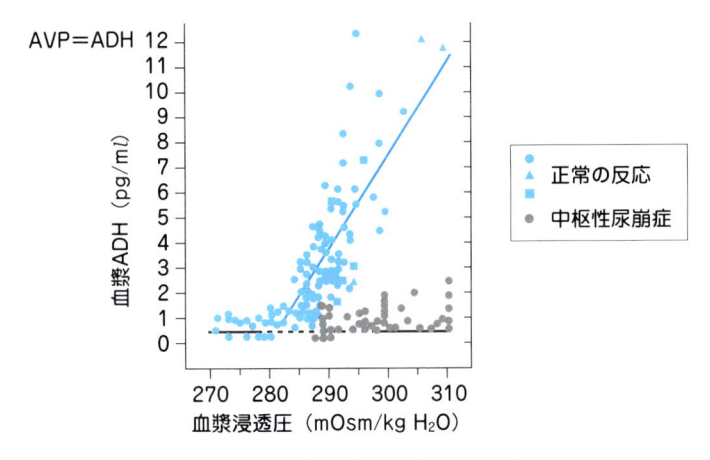

図20 ● 血漿浸透圧とADH分泌の関係

> **ルール10**
> ADHの推定分泌量＝0.38×（血漿浸透圧－280）：理論値

一方，血漿浸透圧が，270 mOsm/kg H₂O未満になるとADHは原則的に分泌されないことになります．すなわち，低Na血症が存在して，血漿浸透圧が低下している状況では，ADHは0になっているはずです．

> **ルール11**
> | 尿比重 | 尿浸透圧 |
> |---|---|
> | 1.010 | 350 mOsm/kg H₂O |
> | 1.020 | 700 mOsm/kg H₂O（＝350の倍数） |
> | 1.030 | 1,050 mOsm/kg H₂O（＝350の3倍数） |

5．ADHの分泌のシグナルは？

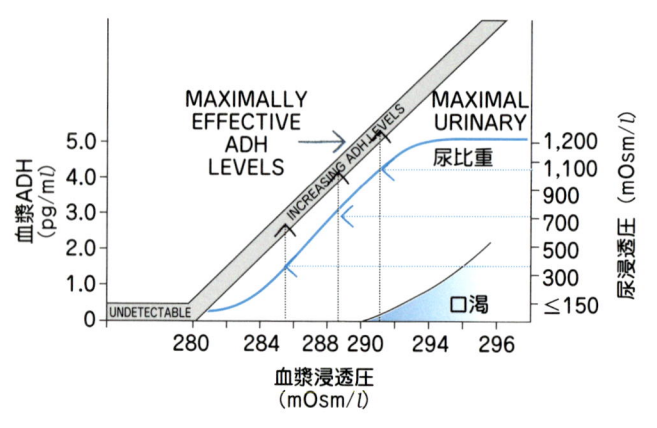

図21●血漿浸透圧と尿浸透圧とADHの関係

　図21を見てみましょう．血漿浸透圧と尿浸透圧の図に，ADHの分泌量も加わっているために，少し複雑になっています．
　尿が濃くなるということは，ADHが分泌され尿から水分が再吸収されていることを意味しています．ADHの分泌が正常のときには，
・尿浸透圧が　　350 mOsm/kg H_2O（比重1.010）では
　血漿浸透圧が　285 mOsm/ kg H_2O，
・尿浸透圧が　　700 mOsm/kg H_2O（比重1.020）では
　血漿浸透圧が　289 mOsm/kg H_2O
・尿浸透圧が　　1,050 mOsm/kg H_2O（比重1.030）では
　血漿浸透圧が　291 mOsm/kg H_2O
と覚えるとよいでしょう．
　以上をまとめると表12になります．
　ADH分泌量＝0.38×（血漿浸透圧－280）で推測できますが（ルール10），この数字は，これだけADHが分泌されるはずであるという理論値になります．
　表12をよく見てください．
　　浸透圧比350/285.5＝1.2　1.7倍するとほぼADHの濃度になります　2.0
　　700/288.5＝2.4　　　　　1.7倍するとほぼADHの濃度になります　4.13
　　1050/291＝3.6　　　　　 1.7倍するとほぼADHの濃度になります　6.12

表12 ● 尿比重と血漿浸透圧とADHの関係

尿比重	尿浸透圧	血漿浸透圧	ADH（pg/mL）
1.000	<280	280	0
1.010	350	285	2.7
1.020	700	289	4.2
1.030	1050	291	5.3

> **ルール12**
> ADH分泌の予測値（実測に近似）＝1.7×尿浸透圧/血漿浸透圧

　こちらの予測値は，臨床現場での推測値に近いと思います．ただし，尿細管障害があると尿中Na濃度が高くなり浸透圧が高くなりますので，推測できなくなることもあります（サイドメモ）．

　ADHの測定を検査に出しても結果が得られるには，数日かかります．結果が出るまで対処しないでいることはできませんので，2つの推測式をつかって，ADH分泌量を推測する習慣をつけましょう．

> **サイドメモ　たかが尿比重（尿浸透圧），されど尿比重（尿浸透圧）**
>
> ●1日尿量を1440 ml =1.44 l（1 ml/分=60 ml/時間）として考えてみます．
> 　表13のモル濃度の総和は，524 mmol/l ⇒ 524 mOsm/l となります．さらにこれ以外に，尿酸，ブドウ糖，リン酸，硫酸，その他の物質が存在しますので，尿浸透圧は600〜700 mOsm/l 程度になります．すなわち，尿比重は，1.010 ⇔ 350 mOsm/l，1.020 ⇔ 700 mOsm/l ですので，通常の尿比重は，1.015〜1.020程度になるのです．電解質の再吸収・排泄のメカニズム，尿素の排泄と水の再吸収のメカニズムは全く異なりますので，Na濃度が高くて尿浸透圧が上昇しているのか？ 水の再吸収が多くて尿浸透圧が上昇しているのか？は，なかなか判断しにくいために，尿比重は有用なデータなのですが，過大評価は禁物です．

表13● 尿成分と尿浸透圧

	1日排泄量	濃度	モル濃度
Na	170 mEq	118 mEq/l	118 mmol/l
K	50 mEq	35 mEq/l	35 mmol/l
Cl	170 mEq	118 mEq/l	118 mmol/l
尿素窒素	10 g	6.94 g/l=694 mg/dl	247 mmol/l
クレアチニン	1,000 mg	69.4 mg/dl	6.13 mmol/l

● 尿量が2倍になった状況を考えてみましょう．

単純に考えると，水の再吸収が低下して電解質などの物質を含まない水（自由水と呼んでいます）が1.44 l 増加したとすれば，物質の濃度は，半分になりますので尿浸透圧も半分になります．すなわち，300～350 mOsm/kg H_2O程度になるわけで，尿比重は1.005～1.010程度に低下します．

● 尿量が半分の0.72 l になったときを考えてみましょう．

①ADHが外部から投与された場合と自分の体内で過剰産生された場合がありますが，水の再吸収が増加した状況では，尿中の物質濃度は，濃縮され2倍になります．尿浸透圧1,200～1,400 mOsm/kg H_2O ⇒ 尿比重1.030以上になります．

②腎前性急性腎不全では，Naは再吸収されますのでNa濃度は低くなります．また，BUNの排泄量も低下します．しかし水分もたくさん再吸収されますので，尿浸透圧は500 mOsm/kg H_2O以上になります．

③腎性急性腎不全では，Naの再吸収が低下しますので尿中Na濃度は高くなります．しかし，尿素窒素排泄量は低下していますし，水の再吸収量もやや低下しますので尿浸透圧は350 mOsm/kg H_2O未満になります．

尿比重（尿浸透圧）からどこまで病態に迫ることができて，どこが限界なのかを理解しておくことは重要です．

サイドメモ　尿の濃縮と尿細管機能

　ヘンレループは，皮質から髄質にもぐりこみ，Uターンして皮質に向かいます．下行脚では，水と尿素の透過性が高く，上行脚では，水の透過性が低いという特徴があります．近位尿細管を通過した濾液の浸透圧は，血漿浸透圧とほぼ同じです．そこで，下行脚で水と尿素が尿細管腔から間質に移動すると間質の浸透圧が上昇しヘンレ下行脚内の浸透圧も上昇します．上行脚では，Na^+-K^+-$2Cl^-$輸送体が作動して，間質へ移動します．また，間質から管内へ尿素と水が移動します．遠位尿細管からさらに進んで，髄質内集合管では，間質に尿素が拡散します．対向流増幅系があるために，ADHが関与しない場合でも，600 mOsm/kg H_2Oまで上昇し，ADHが関与すると1,200 mOsm/kg H_2Oまで上昇します．

サイドメモ　不適切ADH分泌症候群：syndrome of inappropriate secretion of ADH（SIADH）

　血清Na値が低下し，血漿浸透圧も270 mOsm/kg H_2O未満であるにもかかわらず，尿浸透圧が上昇し，尿の濃縮が行われているとADHの分泌が考えられます．ADHを測定しますが，検査結果は数日後になります．その間にADHを分泌させる原因を検索し対策を立てる必要があります．尿浸透圧と血漿浸透圧の比からADH分泌量を推測することは，きわめて重要になります．

第2部　水・電解質異常を克服する！

part 1　水とナトリウムバランス

6. ナトリウム異常にどのようにアプローチするか？

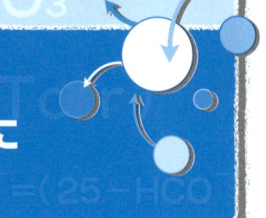

　水とNaは連動していますので，一緒に評価します．次のステップで進めることを心がけましょう．

1）体液量を評価（体液量減少，脱水，浮腫）しよう
2）血清Na値，血糖値，BUNから血漿浸透圧を推測しよう
3）血漿浸透圧と尿浸透圧を測定しよう
4）尿浸透圧を尿比重から推測しよう
5）血漿浸透圧と尿浸透圧からADHの分泌量を予測しよう
6）ADH推定分泌量 ＝ 0.38×（血漿浸透圧－280）：理論値を予測しよう
7）血漿浸透圧から，細胞内外での水の移動を推測しよう
8）細胞内と細胞外の水分量を推測しよう

演習問題 08

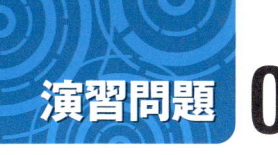

症　例：71歳の男性．数カ月前から口渇と多飲があった．1カ月前から，両側顎下腺の腫脹があり入院した．血圧 100/60 mmHg，脈拍90/分，
尿：比重 1.002，尿浸透圧 107 mOsm/kg H_2O，pH 5.2，尿タンパク（－），尿潜血反応（－）
Na 147 mEq/l，K 4.3 mEq/l，Cl 108 mEq/l，BUN 14 mg/dl，クレアチニン 0.7 mg/dl，血糖 108 mg/dl，血漿浸透圧 308 mOsm/kg H_2O

問　題

❶ 血清Na値，血糖値，BUNから推測される血漿浸透圧はいくらか？

❷ ADH推定分泌量はいくらか？

❸ 血漿浸透圧と尿浸透圧からADHの分泌量の予測値はいくらか？

❹ 疾患は何か？

❺ 必要な検査は？

解答・解説

❶ 血清Na値，血糖値，BUNから推測される血漿浸透圧はいくらか？

口渇を自覚していますので，血漿浸透圧は，290 mOsm/kg H₂O以上であることは臨床的に推測できます．施設によっては，すぐに血漿浸透圧が測定できるとは限りませんので推測式を使用します．

血漿浸透圧の推測式＝2×Na＋血糖/18＋BUN/2.8
＝2×147＋108/18＋14/2.8＝294＋6＋5＝305 mOsm/kg H₂Oと推測しましょう．実測値の血漿浸透圧は，308 mOsm/kg H₂Oと上昇しています．推測値は実測値に近い値になっています．

❷ この血漿浸透圧でのADH推定分泌量（理論値）はいくらか？

ADH推定分泌量＝0.38×（血漿浸透圧－280）＝0.38×（308－280）＝0.38×28＝10.54 pg/mlとなります．すなわち，ADHが10.54 pg/mlまで**分泌されているべき**なのです．

❸ 血漿浸透圧と尿浸透圧からADHの分泌量の実際の予測値はいくらか？

ADHの分泌量の予測値＝1.7×尿浸透圧/血漿浸透圧＝1.7×107/308＝0.59 pg/mlと予想されます．実際に作動しているADH量は0.59 pg/mlと判断されます．

❹ 疾患は何か？

健常人では，血漿浸透圧から予測されるADHは10.54 pg/mlになっているはずです．しかし現実には，尿浸透圧と血漿浸透圧の比からは，0.59 pg/mlしか分泌されていません．すなわち，後天性中枢性尿崩症が考えられます．

❺ 必要な検査は？

a) ADHの測定を行う必要があります．実測値は0.6 pg/mlでした．すなわち，中枢性尿崩症に一致します．

b) 下垂体後葉機能検査：水制限試験と高張食塩水負荷試験があります．これまでは一般的に水制限試験が行われてきました．しかし患者への負担が大きいこと，成績評価の客観性が劣ることから，最近では主に高張食塩水負荷試験が行われています．具体的には，5％高張食塩水を0.05 ml/kg体重/分の速度で2時間点滴し，経時的に血漿浸透圧とADH すなわちAVP（バソプレッシン）を測定し，正常分泌域と比較してAVPの分泌能を評価します．引き続いて，AVP投与試験を行い，腎性尿崩症を否定します．

c) 下垂体画像検査：MRIが必須であり十分とされています．ただし，axis

像（軸方向）だけでは下垂体病変を十分描出できませんので，冠状断・矢状断で撮影することが重要です．また単純撮影と造影撮影を行い，特にT1W imagingとT2W imagingを施行します．通常，後葉はT1W imagingで高信号として描出されますが，中枢性尿崩症では高信号が消失しています．この患者でのMRI画像では，T1W imagingで高信号の消失と，下垂体柄が 6 mm大と腫大（→）しています（図22）．

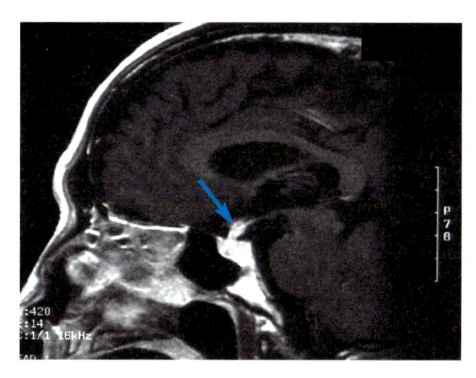

図22●本症例のMRI T1W imaging

> **サイドメモ　下垂体性尿崩症を起こしうる疾患**
>
> 　悪性リンパ腫，サルコイドーシス，結核，その他肉芽腫症などがあります．原因の特定できないものもあります．
> 　最近，尿崩症の原因として注目されている疾患としてlymphocytic infundibuloneurophysitisがあります．下垂体柄に活性化リンパ球の浸潤がみられ，尿崩症が出現するが自然軽快することもあるというユニークな疾患です[4]．

演習問題 09

症　例：85歳の女性．変形性膝関節症のため室内での生活．3日前から微熱と咳があり，また食欲も落ちていた．今朝からボーッとしているので救急車で家族に付き添われて入院となった．頭痛，嘔気，嘔吐，下痢はなく，明らかな麻痺は認めない．血圧 120/68 mmHg，脈拍 80/分，体温 37.8℃，口腔内の乾燥がある．外頸静脈は虚脱している．皮膚のツルゴール低下はなし，毛細血管再充満時間の延長あり．

尿：比重 1.015，尿浸透圧 534 mOsm/kg H_2O，尿タンパク（−），尿潜血反応（−）

Na 153 mEq/l，K 3.2 mEq/l，Cl 116 mEq/l，BUN 35.2 mg/dl，クレアチニン 1.3 mg/dl，血糖 180 mg/dl，血漿浸透圧 324 mOsm/kg H_2O

問　題

❶ 体液量の評価（体液量減少，脱水，浮腫）は？

❷ 血清Na値，血糖値，BUNから推測される血漿浸透圧はいくらか？

❸ ADH推定分泌量はいくらか？

❹ 血漿浸透圧と尿浸透圧からADHの分泌量の予測値はいくらか？

❺ 病態は何か？

解答・解説

❶ 体液量の評価（体液量減少，脱水，浮腫）は？

口腔内が乾燥し，外頸静脈は虚脱し，毛細血管再充満時間の延長がありますので，体液量は低下しています．

❷ 血清Na値，血糖値，BUNから推測される血漿浸透圧はいくらか？

血漿浸透圧の推測式 $= 2 \times Na + $ 血糖$/18 + BUN/2.8$
$= 2 \times 153 + 180/18 + 35.2/2.8 = 306 + 10 + 12.6 = 328.6$ mOsm/kg H_2O となり，実測値に近い値です．

❸ ADH推定分泌量（理論値）はいくらか？

ADH推定分泌量 $= 0.38 \times$（血漿浸透圧-280）$= 0.38 \times (324 - 280)$
$= 0.38 \times 44 = 16.72$ pg/ml となります．

❹ 血漿浸透圧と尿浸透圧からADHの分泌量の予測値はいくらか？

ADHの分泌量の予測値 $= 1.7 \times$ 尿浸透圧$/$血漿浸透圧 $= 1.7 \times 534/324 = 2.80$ pg/ml と予想されます．

❺ 病態は何か？

血漿浸透圧から予測されるADHは16.72 pg/ml になっているはずです．しかし現実には，尿浸透圧と血漿浸透圧の比からは，2.80 pg/ml 程度しか分泌されていません．ADH分泌不全が根底にありそうです．

血漿浸透圧が上昇していますので，水は，細胞内から細胞外に移動します．そのため，細胞内の脱水（細胞は干からびています）が生じています．

高齢者では，精神的要因，食事の影響，舌咽反射の異常，モルヒネ受容体などが関与し，口渇中枢の閾値が高値にシフトしています．血漿浸透圧が上昇しても口渇感が増強せず飲水行動が遅れるので，高Na血症になりやすい状況があります．さらに腎臓でのADHに対する反応性が低下しているため水分の再吸収が低下し，全体として水分が不足し高Na血症が生じやすくなります．また，この患者のように，下垂体からのADH分泌不全が生じていることもあります．この患者では，以下の要因も加わっています．

① 不感蒸泄：皮膚からの不感蒸泄は，ほとんど電解質を含まない水分です．通常，15 ml/kg体重/日とされています．すなわち体重60 kgの人で，900 ml，50 kgの人で，700 ml に相当しています．また，体温が1℃上昇すると不感蒸泄は15％増加します．38℃ですと30％増加しますので，60 kgの人で900×1.3＝1,120 ml になります．50 kgの人で910 ml になります．

② 発汗亢進：汗はエクリン腺から分泌されますが，発汗によって体温は低下します．汗の電解質は，Na 50～100 mEq/l，K 15～20 mEq/lですので低張液（維持液3号程度）に相当しています．熱射病，日射病では，発汗の増加によって体液の喪失が生じます．

　この患者に対する治療としては，細胞内の脱水に対して水分を補給するために5％ブドウ糖を主体にした輸液が重要になります．さらにADH分泌機能低下に対しては，必要があればADH（バソプレッシン）を投与することになります．この患者では，輸液だけで病態が改善し，ADH分泌機能も改善したため，ADH（バソプレッシン）を投与は必要ありませんでした．

> **サイドメモ　高齢者における高Na血症の背景**
> ① 肺炎・尿路感染症による発熱，発汗
> ② 高血糖（あるいはマンニトール投与）による利尿
> ③ 高カルシウム血症
> ④ 造影剤投与
> ⑤ 下剤の乱用，下痢
> ⑥ 夏季の多量の発汗
> ⑦ 尿失禁のため飲水摂食制限
> 　血清Na値が，149 mEq/l以上では，死亡率が40～50％，160 mEq/l以上では，死亡率は60％となっていますので十分注意が必要です．

演習問題 10

症　例：50歳の男性．全身脱力感，食欲低下により近医受診．頭部CT異常なし．高度の高Na血症を認めたため，紹介され当院入院．
入院時，意識障害：呼びかけに対して開眼，瞳孔不同なし，皮膚・口腔内は著明に乾燥している．体重 60 kg
Ht 64.5％，Na 160 mEq/l，K 3.0 mEq/l，Cl 124 mEq/l，BUN 56.0 mg/dl，Cr 1.5 mg/dl，尿酸 6.0 mg/dl，血糖 561 mg/dl，
動脈血pH 7.39，PaO$_2$ 89 Torr，PaCO$_2$ 39 Torr，HCO$_3^-$ 24 mEq/l

問　題

❶ 体液量の評価（体液量減少，脱水，浮腫）は？

❷ 血清Na値，血糖値，BUNから推測される血漿浸透圧はいくらか？

❸ ADH推定分泌量はいくらか？

❹ 病態は何か？

❺ 治療をどうするか？

解答・解説

❶ 体液量の評価（体液量減少，脱水，浮腫）は？

皮膚・口腔内は著明に乾燥していて，ヘマトクリットが64.5％，血清Na値160 mEq/lと上昇していますので，血液が濃縮された状態と判断されます．

❷ 血清Na値，血糖値，BUNから推測される血漿浸透圧はいくらか？

血漿浸透圧の推測式＝$2 \times Na＋血糖/18＋BUN/2.8$
＝$2 \times 160＋561/18＋56.0/2.8＝320＋31.2＋20＝371.2$ mOsm/kg H₂Oと予想できます．

❸ ADH推定分泌量はいくらか？

ADH推定分泌量＝$0.38 \times$（血漿浸透圧－280）＝$0.38 \times$（371－280）
＝$0.38 \times 91＝34.58$ pg/mlとなります．本来はADHが大量に分泌されて，集合管から水が大量に再吸収されていなければなりません．しかし，現実には体内の水分が大幅に不足した状態です．

❹ 病態は何か？

糖尿病患者が意識障害を起こしたときには，①低血糖発作，②糖尿病性ケトアシドーシス，③糖尿病性高浸透圧脳症を考えないといけません．それ以外にも，神経疾患を鑑別しないといけませんが，最初にこれらの鑑別を行う必要があります．血糖が低下していれば，ブドウ糖の静脈内投与で劇的に回復します．次に尿ケトン体，血液ガス分析で，アニオンギャップ増大の代謝性アシドーシスが存在すれば，ケトアシドーシスと診断可能です．以上の2つとも異常がなければ，高浸透圧血症による脳障害を考えなければいけません（神経細胞内の脱水）．この患者では，血糖上昇により尿糖が増加し，その際に浸透圧利尿が生じて水分が尿中に排泄されたことが，最初に起こった変化です．それによって血液が濃縮され血清Na値が上昇しました．そのことによってさらに血漿浸透圧が上昇し，細胞内の水分は，組織あるいは血液に移動しました．しかし再度浸透圧利尿によって尿中に排泄されるという悪循環に陥ってしまいました．その結果，循環体液量は減少して腎前性急性腎不全（BUN 56.0 mg/dl，Cr 1.5 mg/dl）も起こりつつあると判断します．

❺ 治療をどうするか？

高血糖が高浸透圧血症を引き起こした最初の原因ですので，高血糖に対する治療が絶対的に必要になります．インスリンを投与します．また，脱水症も明らかに存在しますので水分の補給を行う必要があります．具体的には，2本の静脈ルートを確保します．片側からインスリンの持続点滴（最初に10 Uを皮下投与した後に，0.1 U/kg体重/1時間で投与）します．およそ，1時間で約8〜100 mg/dlの割合で血糖が低下します．次に，高

Na血症の治療（輸液）を一方のルートで行います．電解質のない溶液として5％ブドウ糖液がありますので，これを主体に投与します．ただし高浸透圧状態（371 mOsm/l）ですので，最初は生理食塩液（浸透圧 308 mOsm/l）でも十分，薄められます．インスリン投与を開始してから5％ブドウ糖（浸透圧 278 mOsm/l）を開始します．生理食塩水と5％ブドウ糖を交互に投与するのであれば，維持液として1号液に相当しますのでそれでも代用できます（詳細はp.173）．

> **サイドメモ　水分の補充量の計算**
>
> 　血清Na値の基準値を140 mEq/lとします．体液量は，体重の60％ですので，体重W kgの人で，0.6×W（l）になります．水分が不足した結果，血清Na値が濃縮されましたので，PNa（血清Na値をPNaとします）/140×0.6×W（l）＝本来の体液量になります．現在の体液量は0.6×W（l）ですので，水分不足量＝PNa/140×0.6×W（l）－0.6×W（l）＝0.6×W（PNa/140－1）になります．すなわち，水分量×Naの増加率 {(PNa－140)/140} になります．ただし，この必要量を一気に補正しますと逆に細胞内に急激に水がしみこみ細胞を傷害します．補正には48時間以上かけることが重要です．
>
> 　この患者では，水分不足量＝0.6×60×（160－140）/140＝5.1 lになります．血清Na値の差を48時間で補正するとすれば，20/48＝0.42 mEq/l/時間の補正のスピードになります．

クリアしたら✓
10

演習問題 11

症　例：25歳の女性．2年前からときどき腹痛があった．「急性膵炎の疑い」として5〜6回の入院をしている．2カ月前にも腹痛あり産婦人科受診したが，特に異常を認めていない．1週間前に腹痛が強く消化器内科に入院となった．血圧 140/90 mmHg，脈拍 100/分，体温 36.7℃，身体所見に異常なし．

尿：pH 6.0，比重 1.025，尿タンパク（−），尿潜血反応（−），ケトン体（＋）

Na 136 mEq/l，K 4.0 mEq/l，Cl 98 mEq/l，BUN 18 mg/dl，クレアチニン 0.8 mg/dl，血糖 100 mg/dl，アミラーゼ 243 IU/l（基準値内）

入院後：腹痛が持続するために抗コリン薬を数回投与された．しかし，不眠を訴えるために10％フェノバルビタール投与された．3日目から下痢が出現し，翌日から全身の筋肉痛が強くなり，次第に全身倦怠感が出現した．6日目から意識レベルが低下してきた．この時点で，血清Na値 114 mEq/l，その後103 mEq/lとなり，血漿浸透圧 202 mOsm/kg H$_2$Oとなり，呼名反応消失，睫毛反射消失し，相談を受けた．このとき尿比重は，1.015でした．

問　題

❶ 体液量の評価（体液量減少，脱水，浮腫）は？

❷ 血清Na値，血糖値，BUNから推測される血漿浸透圧はいくらか？

❸ ADH推定分泌量はいくらか？

❹ 病態は何か？

❺ 必要な検査は？

❻ 治療をどうするか？

解答・解説

❶ 体液量の評価（体液量減少，脱水，浮腫）は？

特に浮腫も体液減少も指摘されていませんので，体液量の増減はなさそうです．

❷ 血清Na値，血糖値，BUNから推測される血漿浸透圧はいくらか？

入院時は，血清Na値も136 mEq/lと基準値内ですが，入院後，6日目から114 mEq/l，その後103 mEq/lまで低下し，意識障害も出現しています．血漿浸透圧の推測＝2×Na＋血糖/18＋BUN/2.8ですが，血糖値とBUNが不明ですが，2Naで計算しますと，206 mOsm/kg H2Oになりますが，ほぼ実測値に一致しています．

❸ ADH推定分泌量はいくらか？

理論的には，血漿浸透圧が270 mOsm/kg H2O未満では，ADHの分泌はゼロであるはずです．尿比重が，1.015ですので，1.010（350）と1.020（700）の中間に位置しますので，525 mOsm/kg H2O程度と推定できます．血漿浸透圧と尿浸透圧からADHの分泌量の予測値＝1.7×（尿浸透圧/血漿浸透圧）＝1.7×（525/202）＝4.4 pg/mlの分泌があるはずです．すなわち，血漿浸透圧が低下しているにもかかわらず，不適切にADHが分泌されていることになります．身体全体の体液量の大幅な減少は認められませんので，SIADHが起こっている可能性が最も高くなります．

❹ 病態は何か？

SIADHを起こす疾患を調べてみます．ハリソン内科学[5]を紐解いてみましょう．

① 異所性ADH産生腫瘍
 1．肺癌， 2．膵臓癌，3．十二指腸癌，
 4．胸腺腫，5．尿管癌，6．Hodgkin病

② 内因性のADH分泌
 1．肺疾患
  a）肺炎， b）肺結核， c）真菌症，
  d）肺腫瘍，e）慢性肺感染症
 2．中枢神経系疾患
  a）髄膜炎，b）頭部外傷，c）脳膿瘍，
  d）脳炎， e）脳腫瘍， f）くも膜下出血，
  g）Guillan-Barre症候群， h）急性間歇性ポルフィリン症

③ 薬　剤
 1．バソプレッシン

2．オキシトシン
　　　3．抗癌薬（ビンクリスチン，シクロホスファミド）
　　　4．利尿薬（サイアザイド，フロセミド）
　　　5．血糖降下薬（クロルプロパミド，トルブタミト）
　　　6．その他，クロフィブレート，テグレトール，ニコチン
　以下の内分泌疾患を除外する
　　　1．アジソン病
　　　2．甲状腺機能低下症
　　　3．下垂体機能低下症

　可能性のある疾患を順番にチェックする必要があります．これまで何度も入退院をくり返し，そのたびに詳しい検査をしていますので，アジソン病，甲状腺機能低下症，下垂体機能低下症，腫瘍による異所性ADH分泌の可能性はほとんどないと思われます．肺疾患は否定的です．薬剤としては，フェノバルビタールの可能性がありますが特定できません．中枢神経系疾患としては，急性間歇性ポルフィリン症が残ります．臨床症状から可能性が高くなります．

【急性間歇性ポルフィリン症とは？】

　定義：優性遺伝，ピロール代謝異常

　頻度：10万人に1人．家族的に発生しますので地域で多発することもあります．急性発作は思春期以降（20〜30歳）の女性に多い傾向があります．男性では潜在型となる傾向があります．

　臨床症状：
　　① 中等度から高度の腹痛：腹部は軟らかく，背中から腰に放散することがあります．痛みの程度に比べ身体所見では異常がありません
　　② 激しい嘔吐と頑固な便秘，時に下痢もあります
　　③ 腸音の消失，胃拡張
　　④ 神経障害
　　　a）末梢神経：運動神経が主体，軽度の脱力から弛緩性四肢麻痺
　　　b）中枢神経系：視神経萎縮，眼筋麻痺，顔面神経麻痺，声帯麻痺，呼吸筋麻痺，譫妄，昏睡，てんかん発作，精神異常，性格変化，ヒステリー
　　　c）自律神経：洞性頻脈，一過性高血圧，網膜動脈の攣縮

臨床経過：
> 最初の発作は，爆発的に始まり数日から数週で死に至ることがあります．大多数の患者では，発作は数カ月から数年にわたり，加齢によって激しさが軽減します．発作は月経周期と関連している場合もあります．また，発作は，バルビタール系薬物，サルファ剤，グルセオフルビン，エストロゲン，経口避妊薬で誘発されます．

　この患者の全体像は，急性間歇性ポルフィリン症があり，腹部症状をくり返していましたが，不眠に対して投与された10％フェノバルビタールによって発作が誘発されSIADHが生じて低Na血症により低浸透圧血症のため水が血管内・細胞外組織から細胞内に移動して意識障害が出現したものと思われます．

❺ 必要な検査は？

　δアミノレブリン酸（δ-ALA），ホスフォビリノーゲン（PBG）の著明な上昇があることを証明します．定性的には，Watson-Schwartz試験を行います．これは，δアミノレブリン酸（δ-ALA），ホスフォビリノーゲン（PBG）が，クロロフォルムやブタノールでは抽出されないが，p-pimethylaminobenzaldehyde（Ehrlichのアルデハイド）と赤色の複合体を作る性質を利用しています．定量的には，それぞれのポルフィリン体を測定することになります．

❻ 治療をどうするか？

　急性間歇性ポルフィリン症の急性発作に対しては，ブドウ糖効果というものがありますので，1時間当たり10〜15 gの割合で，24時間投与すると軽快します．5％ブドウ糖液1 l中には，50 gのブドウ糖が入っていますので，1 lを4時間から5時間すなわち500 mlを2〜2.5時間で投与することに相当します．しかし，5％ブドウ糖液には電解質（特にNa）は全く含まれていませんので，電解質フリーの水（自由水）を投与していることと同じになります．すなわち低Na血症はさらに進行することになります．

　急性に生じた低Na血症に対処する必要があるのです．すなわち，点滴のルートを2本確保し，1本からはブドウ糖主体の輸液を行い，他の1本から高Na濃度溶液を使用してNaの補正を行う必要があるのです．急性低Na血症に対する具体的な治療法については後述します（p.182）．

> **サイドメモ　疾患と頻度と医療の構造**
>
> 　開業医が受け持つ患者数は，1日平均50〜60人，月1,000〜1,200人程度，年間で1.2〜1.4万人です．そのように考えると，10万人に1人の発症率は，10年に1人の確率です．1人の開業医が受け持つ確率はこのようなレベルなのです．ところが，その地域の基幹病院では，およそ10万人の地域住民を対象にしていますので，必ず経験するはずなのです．開業医から紹介される場合もあるし，直接受診することもあるのです．10万人に数名あるいは1万人に数名の発生頻度の疾患をどのように対処するのかが，地域医療の基幹病院として重要になってくるのです．

クリアしたら ✓

11

演習問題 12

症　例：74歳の女性．呼びかけに反応しないため入院となった．血圧 130/70 mmHg，脈拍 70/分，体温 36.7℃，身体所見に異常なし．
尿：pH 6.0，比重 1.025，尿浸透圧 530 mOsm/kg H_2O，尿タンパク（−），尿潜血反応（−），尿中Na 143 mEq/l
Na 113 mEq/l，K 3.0 mEq/l，Cl 76 mEq/l，BUN 5.6 mg/dl，クレアチニン 0.4 mg/dl，尿酸 2.0 mg/dl，血糖 108 mg/dl，血漿浸透圧 240 mOsm/kg H_2O
pH 7.50，PaO_2 66.3 Torr，$PaCO_2$ 40.3 Torr，HCO_3 32 mEq/l
ADH 2.0 pg/ml（0.3〜3.5），甲状腺機能 基準値内，コルチゾール 基準値内

問　題

❶ 体液量の評価（体液量減少，脱水，浮腫）は？

❷ 血清Na値，血糖値，BUNから推測される血漿浸透圧はいくらか？

❸ ADH推定分泌量はいくらか？

❹ 病態は何か？

❺ 必要な検査は？

❻ 治療をどうするか？

解答・解説

❶ 体液量の評価（体液量減少，脱水，浮腫）は？

症例呈示からは，判断できません．

❷ 血清Na値，血糖値，BUNから推測される血漿浸透圧はいくらか？

血漿浸透圧の推測＝2×Na＋血糖/18＋BUN/2.8＝2×113＋108/18＋5.6/2.8＝226＋6＋2＝234　実測値の240 mOsm/kg H₂Oに近似した値になっています．

❸ ADH推定分泌量はいくらか？

理論的には，血漿浸透圧が270 mOsm/kg H₂O未満では，ADHの分泌はゼロであるはずです．尿浸透圧 530 mOsm/kg H₂Oですから，血漿浸透圧と尿浸透圧からADHの分泌量の予測値＝1.7（尿浸透圧/血漿浸透圧）＝1.7×（530/240）＝3.75 pg/mlの分泌があるはずです．実測値でも2.0 pg/mlの分泌があります．血漿浸透圧が低下しているにもかかわらず，ADHが不適切に分泌されていることになります．甲状腺機能，コルチゾールは基準値内ですので，SIADHの可能性が最も高くなります．

❹ 病態は何か？

SIADHを起こす疾患をチェックする必要があります．pH 7.50，PaO₂ 66.3 Torr，PaCO₂ 40.3 Torr，HCO₃⁻ 32 mEq/lですので，アルカレミア，代謝性アルカローシスがあります．さらにマジックナンバー15で計算してみますと，HCO₃⁻＋15⇒32＋15⇒47⇒PaCO₂⇒pH 7.47になるはずですが，実際にはPaCO₂＝40.3と低下していますので，呼吸性アルカローシスも存在し，pHは7.47より上の7.50になっているのです．すなわち，代謝性アルカローシス＋呼吸性アルカローシスであると診断できます．またA-aDO₂＝150－（PaCO₂/0.8）－PaO₂＝150－40/0.8－66＝34と拡大しています．拡散障害，換気血流比の不均等などが考えられます．呼吸器疾患の存在が疑われます．

❺ 必要な検査は？

胸部X線検査では，右側に著明な胸水，右肺門部に腫瘍陰影が認められ，喀痰細胞診で，腺癌が検出されました．

❻ 治療をどうするか？

肺癌に対する治療が第一ですが，SIADHによる低Na血症に対しては，水制限が基本です．この患者では，高齢であることや癌が進行していることから肺癌に対しては積極的な治療はできない状態でした．テトラサイクリン系の抗生物質であるデメクロサイクリン（レダマイシン®）はSIADHに有効であることから，使用しました．投与前に血清Na値は，117～121

mEq/lでしたが，投与後は，徐々に134 mEq/lまで上昇し，意識状態も軽快したため退院となりました．数ヵ月間外来で加療しました．

> **サイドメモ　腎性尿崩症を起こす薬剤**
> 1．リチウム
> 2．デメクロサイクリン
> 3．アンホテリシンB
> 4．アミノグリコシド系薬剤
> 5．メトキシフルレン
>
> 　とくに，躁うつ病に対して使用されるリチウムは，長期間使用例で発症頻度が高く，中止によって改善するのは5％，25％は部分改善するものですが，約70％は改善しないという報告もあります．デメクロサイクリンをSIADHに使用することは，薬の副作用を応用したものです．

演習問題 13

症　例：64歳の男性．6カ月前から喘息発作をくり返していた．2カ月前から発熱，咳漱があり，前病院に入院．40％の好酸球増加があり，同時期から四肢のしびれ感，脱力が急速に進行した．数日前から呼吸困難が出現し，EF 0.39と心機能低下を認め，転院となった．

血圧 136/98 mmHg，脈拍 108/分，体温 36.6℃，両母指球筋の萎縮，握力 右 8 kg，左 1 kg，四肢の知覚低下と腱反射の低下あり，四肢の著明な筋萎縮があり起立困難であった．

尿：pH 6.0，比重 1.026，尿浸透圧 488 mOsm/kg H_2O，尿タンパク（−），尿潜血反応（＋），尿中Na 86 mEq/l

Na 125 mEq/l，K 4.0 mEq/l，Cl 90 mEq/l，BUN 10 mg/dl，クレアチニン 0.7 mg/dl，尿酸 2.5 mg/dl，血糖 120 mg/dl，血漿浸透圧 257 mOsm/kg H_2O

ADH 13.0 pg/ml（0.3〜3.5），甲状腺機能 基準値内，コルチゾール 基準値内

問　題

❶ 体液量の評価（体液量減少，脱水，浮腫）は？

❷ 血清Na値，血糖値，BUNから推測される血漿浸透圧はいくらか？

❸ ADH推定分泌量はいくらか？

❹ 病態は何か？

解答・解説

❶ 体液量の評価（体液量減少，脱水，浮腫）は？

症例呈示からは，判断できません．

❷ 血清Na値，血糖値，BUNから推測される血漿浸透圧はいくらか？

血漿浸透圧の推測＝ $2 \times Na +$ 血糖$/18 +$ BUN$/2.8 = 2 \times 125 + 120/18 + 10/2.8 = 250 + 6.7 + 3.6 = 260.3$　実測値の257 mOsm/kg H_2O に近似した値になっています．

❸ ADH推定分泌量はいくらか？

理論的には，血漿浸透圧が270 mOsm/kg H_2O 未満では，ADHの分泌はゼロであるはずです．尿浸透圧 488 mOsm/kg H_2O ですから，血漿浸透圧と尿浸透圧からADHの分泌量の予測値＝1.7（尿浸透圧/血漿浸透圧）＝ $1.7 \times (488/257) = 3.25$ pg/ml の分泌があるはずです．実測値では13.0 pg/ml の分泌があります．大量に分泌されていることになります．甲状腺機能，コルチゾールは基準値内ですので，SIADHの可能性が最も高くなります．

❹ 病態は何か？

気管支喘息があり，好酸球増加があり，神経症状，筋肉症状，発熱，咳があり血管炎を合併していることが考えられます．すなわちアレルギー性肉芽腫性血管炎（Churg-Strauss症候群）が最も強く疑われます．その神経障害に付随してSIADHが引き起こされたものと思います．治療としては，血管炎に対してプレドニン，シクロホスファミドの投与ですべて軽快しました．

演習問題 14

症　例：72歳の女性．上顎癌のため口腔外科に入院していた．放射線治療とシスプラチン，5FUによる治療を開始された．化学療法開始4日目から意識障害が出現し，内科に転科になった．

体重は急速に3 kg減少．血圧 100/50 mmHg，脈拍 100/分，体温 37.5℃，上顎癌はクレーター状になっていた．意識レベル Ⅱ-20，

尿：比重 1.019，尿浸透圧 488 mOsm/kg H_2O，尿タンパク（−），尿潜血反応（−），尿中Na 170 mEq/l

Na 119 mEq/l，K 3.2 mEq/l，Cl 82 mEq/l，BUN 14 mg/dl，クレアチニン 1.0 mg/dl，尿酸 1.0 mg/dl，血糖 90 mg/dl，血漿浸透圧 244 mOsm/kg H_2O

ADH 5.3 pg/ml（0.3〜3.5），甲状腺機能 基準値内，コルチゾール 基準値内

問　題

❶ 体液量の評価（体液量減少，脱水，浮腫）は？

❷ 血清Na値，血糖値，BUNから推測される血漿浸透圧はいくらか？

❸ ADH推定分泌量はいくらか？

❹ 病態は何か？

解答・解説

❶ 体液量の評価（体液量減少，脱水，浮腫）は？

3 kgの体重減少が急速に生じていること，血圧 100/50 mmHgは低下傾向で，脈拍 100/分と頻脈ですので，体液量が大幅に減少している可能性があります．

❷ 血清Na値，血糖値，BUNから推測される血漿浸透圧はいくらか？

血漿浸透圧の推測＝ 2×Na＋血糖/18＋BUN/2.8 ＝ 2×119＋90/18＋14/2.8＝238＋5＋5＝248　実測値の244 mOsm/kg H_2Oに近似した値になっています．

❸ ADH推定分泌量はいくらか？

理論的には，血漿浸透圧が270 mOsm/kg H_2O未満では，ADHの分泌はゼロであるはずです．尿浸透圧 488 mOsm/kg H_2Oですから，血漿浸透圧と尿浸透圧からADHの分泌量の予測値＝1.7×（尿浸透圧/血漿浸透圧）＝1.7×（488/244）＝3.4 pg/mlの分泌があるはずです．実測値では5.3 pg/mlの分泌がありました．

❹ 病態は何か？

甲状腺機能，コルチゾールは基準値内ですので，SIADHの可能性が最も高くなるのですが，尿中Na 170 mEq/lですので，170/17 ⇒ 10 gの塩分（NaCl）の喪失があります．食事が十分取れていないのにもかかわらず，尿中への塩分喪失が多いことがわかります．

すなわち，口腔癌に対して使用したシスプラチンによって尿細管障害が生じて塩分喪失が起こったために体液量が大幅に低下しました．そのことが刺激となりADHが分泌されたのです．大幅な体液量の減少に対して，水でも良いので吸収して体液量を増加させようとする生体反応と考えるとよいでしょう．低Na血症があり，血漿浸透圧も低下している状態で，ADHが分泌されていますので，SIADHの基準に合致しそうですが，実は，塩分喪失による体液量の大幅な減少によるADH過剰分泌ですので，明らかにSIADHとは異なります．通常のSIADHであれば，治療は水制限になりますが，この患者の場合は，塩分喪失が原因ですので，塩分の補充が第一選択になります．このようにSIADHと治療法が全く逆になりますので的確に判断しないと生命にかかわります．

> **サイドメモ　シスプラチンの腎毒性と防止策**
>
> 　シスプラチンは，ヘンレ上行脚の尿細管を傷害します．シスプラチンの投与に際しては，輸液療法が重要になります．シスプラチン投与前に1,000～2,000 mlの細胞外液補充液（生理食塩液，リンゲル液，ハルトマン液など）を4時間以上かけて投与しておきます．シスプラチン投与時は，投与量に応じて500～1,000 mlの細胞外液補充液に混和して2時間以上かけて投与します．シスプラチン投与後も，1,000～2,000 mlの細胞外液補充液を4時間以上かけて投与します．
>
> 　シスプラチンの適応疾患は，泌尿器科，婦人科，小児科，整形外科，口腔外科などと水・電解質に不慣れな診療科が扱うことが多いために，副作用が生じてから内科医が相談を受けることも多いようです．

クリアしたら✓
14

演習問題 15

症　例：53歳の男性．2週間前から頭痛，嘔吐があり緊急入院となった．血圧 126/78 mmHg，脈拍 60/分，体温 36.9℃，その他身体所見で異常はなかった．

尿：比重 1.015，尿浸透圧 412 mOsm/kg H_2O，尿タンパク（－），尿潜血反応（－），尿中Na 51 mEq/l

Na 126 mEq/l，K 4.8 mEq/l，Cl 92 mEq/l，BUN 18 mg/dl，クレアチニン 0.9 mg/dl，尿酸 3.5 mg/dl，血糖 83 mg/dl，血漿浸透圧 267 mOsm/kg H_2O

ADH 1.1 pg/ml（0.3～3.5），FT3 2.0 pg/ml（2.47～4.34），FT4 0.8 ng/dl（0.97～1.79），TSH 0.07 μU/ml（0.34～3.50），コルチゾール 基準値内

問　題

❶ 体液量の評価（体液量減少，脱水，浮腫）は？

❷ 血清Na値，血糖値，BUNから推測される血漿浸透圧はいくらか？

❸ ADH推定分泌量はいくらか？

❹ 病態は何か？

❺ 必要な検査は？

❻ 治療をどうするか？

解答・解説

❶ 体液量の評価（体液量減少，脱水，浮腫）は？

症例呈示だけでは，判断できません．

❷ 血清Na値，血糖値，BUNから推測される血漿浸透圧はいくらか？

血漿浸透圧の推測＝2×Na＋血糖/18＋BUN/2.8＝2×126＋83/18＋18/2.8＝252＋4.6＋6.4＝263　実測値の267 mOsm/kg H₂Oに近似した値になっています．

❸ ADH推定分泌量はいくらか？

理論的には，血漿浸透圧が270 mOsm/kg H₂O未満では，ADHの分泌はゼロであるはずです．尿浸透圧 412 mOsm/kg H₂Oですから，血漿浸透圧と尿浸透圧からADHの分泌量の予測値＝1.7（尿浸透圧/血漿浸透圧）＝1.7×（412/267）＝2.6 pg/mlの分泌があるはずです．実測値では1.1 pg/mlの分泌があります．

❹ 病態は何か？

FT3 2.0 pg/ml（2.47〜4.34），FT4 0.8 ng/dl（0.97〜1.79），TSH 0.07 μU/ml（0.34〜3.50）ですので，TSHの分泌が悪いために，FT4，FT3が低下していることが考えられます．コルチゾール 基準値内ですので下垂体性TSH分泌不全が考えられます．

❺ 必要な検査は？

診断を確定するためには，TRH負荷試験を含めた下垂体前葉機能検査が必要になります．TRH負荷試験では，TSHの最高値は0.11（0.34〜3.50 μU/ml）であり反応がありませんでした．LHRH負荷試験，インスリン負荷試験では異常はありませんでした．すなわち，TSH単独欠損症という診断になります．下垂体MRI検査では異常はありませんでした．

一見すると，血漿浸透圧は低下しているにもかかわらず，ADHの分泌が完全に抑制されていませんので，SIADHに類似した病態になっています．しかし，SIADHの診断をするためには，①アジソン病，②甲状腺機能低下症，③下垂体機能低下症を否定する必要があります．ACTHの欠損，コルチゾールの欠乏があるとNaの再吸収量が低下しますので体液量減少によるADHの分泌が考えられます．しかし，甲状腺機能低下症でSIADH様の病態になるメカニズムについては，十分解明されていません．甲状腺機能低下によって尿細管での3Na$^+$-2K$^+$ ATPが抑制されることによってNaの再吸収量が低下する（塩分喪失）可能性が指摘されています．

❻ 治療をどうするか？

　この患者では，チラジンS® 25μg/日が投与されました．それによって血清Na値は133 mEq/lまで上昇しましたが，数日後に再度，頭痛，嘔吐を訴えました．その際の血清Na値は126 mEq/lと再び低下していました．単純なTSH単独欠損症ではなく，潜在的な副腎不全も生じていると判断してコルチゾールを10 mg/日追加投与することで，その後異常は生じていません．

サイドメモ　Na異常症の症状と予後

高Na血症：
　不穏状態，被刺激性の亢進，嗜眠傾向，筋痙攣，運動失調，意識障害，呼吸抑制が生じます．Na値が，160 mEq/lでは，死亡率60％以上，150 mEq/lで，死亡率約50％です．

低Na血症：
　食欲不振，悪心，嘔吐，性格変化，嗜眠，錯乱，痙攣，昏睡が生じます．100 mEq/l未満では，致命的となります．
　神経細胞内外での浸透圧が異なるために，細胞が干からびた状態あるいは水中毒の状態によって神経症状が生じています．しかし，神経症状から血清Na値を推測することは不可能です．

【低Na血症の補正（詳細はp.182）
　急速発症型（48時間以内）か慢性発症型（72時間以上）かの判断】

　低Na血症が48時間以内に生じた場合を急速発症と定義しています．この場合は，目標Na値 120 mEq/lに比較的急速に戻しても大きなトラブルはないようです．しかし慢性発症型では，すでに神経細胞内外での水のバランスは調整されていますので，神経症状も軽微なことが多いのです．このときに血清Na値が低いことに驚いて急速に補正しますと神経細胞内から細胞外に水が急速に移動しますので細胞が脱水から死亡します．特にcentral pontine myelinolysisが生じて致命的になります．発症時期が不明な場合は，慢性発症型として取り扱います．

第2部 水・電解質異常を克服する！
part 2　カリウムバランス

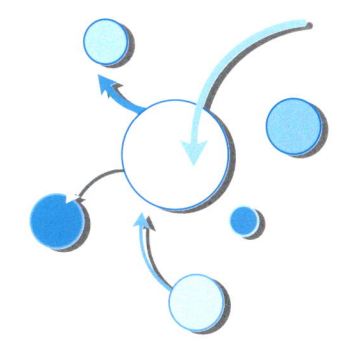

第2部 水・電解質異常を克服する！

part 2 カリウムバランス

1. カリウム代謝をどう評価する？

1 カリウム摂取量は？

　　1日のK摂取量は，40〜80 mEq（mmol）とされています．Kの原子量は39ですので，40〜80 × 39 = 1,560〜3,120 mgに相当します．すなわち，私たちは，Kを毎日，1.5〜3.1 g（2 g前後）摂取していることになります．

2 身体全体でのカリウム量の推測は？

　　体重60 kgの人の体液量は，$0.6 \times 60 = 36\ l$になります．それが，細胞内：組織：血管内に8：3：1で分布しますので，24 lが細胞内になります．細胞内のK濃度は，100 mEq/lですので，$24 \times 100 = 2,400$ mEqになります．一方，細胞外液は12 lでK濃度は4 mEq/lですので，$12 \times 4.0 = 48$ mEqになります．

　　1日の尿中への排泄量は，40〜60 mEqですので，細胞外液に存在するKが，1日1回，代謝されていると考えるとよいでしょう．細胞内には，40〜60日分の代謝量が存在していることになります．

3 食物のカリウム含有量は？（表14）

　　馬刺しを1 kg食べたとしましょう（かなり豪華な例えです）．

　　そのうち，細胞内液量は40％ですので，0.4 lに相当します．細胞内のK濃度は，100 mEq/lですので，$100 \times 0.4 = 40$ mEq含まれることになります．細胞外液量は，0.2 lに相当しますので，$4.0\ \text{mEq}/l \times 0.2 = 0.8$ mEqでほとんど無視できます．

　　キャベツを1 kg食べたとしましょう（菜食主義者を考えてみましょう）

　　野菜や果物は，ほとんどが細胞内液で細胞外液はせいぜい10％程度かもしれません．仮に80％が細胞内液であると仮定しますと，$100 \times 0.8 = 80$

mEqになります．米とか麦などの穀物はその中間ぐらいの60 mEq程度になると予想されます．

そこで1日の食事を考えてみましょう．穀類を600 g，肉を200 g，野菜200g食べたとしましょう．その中のK量は60×0.6＋40×0.2＋80×0.2＝36＋8＋16＝60 mEqになります．そのように考えていくと，1日のK摂取量も納得がいきますし，高K血症の際に，K含有量の多い食物は，摂

表14 ● 食物のカリウム含有量

食品	重量(g)	Kcal	chol(g)	タンパク量(g)	Na(mg)	K(mg)	K(mEq)	P(mg)	Ca(mg)
牛乳	244	150	11	8	120	370	9.5	228	291
スキムミルク	245	86	12	8	126	406	10.4	247	302
ヨーグルト	227	139	11	7.9	105	351	9.0	215	274
牛肉	62	170	0	19	44	163	4.2	146	8
豚肉	72	165	0	23	56	302	7.7	176	4
鶏肉	44	76	0	12.4	42	108	2.8	81	5
魚	85	65	2	11	102	154	3.9	138	59
サケ	85	140	0	21	55	305	7.8	269	26
鶏卵	50	79	1	6.1	69	65	1.7	90	28
りんご	138	81	21	0.3	1	159	4.1	10	10
アボカド	201	324	15	4	21	1204	30.9	83	22
バナナ	114	105	27	1.2	1	451	11.6	22	7
グレープフルーツ	120	38	10	0.7	0	167	4.3	10	14
ぶどう	24	15	4	0.1	0	46	1.2	2	3
メロン	267	94	22	2.3	23	825	21.2	45	28
オレンジ	131	62	15	1.2	0	237	6.1	18	52
イチゴ	149	45	10	0.9	2	247	6.3	28	21
スイカ	482	152	35	3	10	560	14.4	41	38
トマト	123	25	5	1	10	255	6.5	46	62
じゃがいも（ゆで）	135	115	27	2	7	443	11.4	54	11
ポテトサラダ	250	360	28	7	1323	489	12.5	118	103
かぼちゃ	245	50	12	2	2	564	14.5	74	37
ビール	360	150	13	1	18	115	2.9	50	14
赤ワイン	102	75	3	0	5	113	2.9	18	8
白ワイン	102	80	3	0	5	83	2.1	14	9
ウイスキー	42	95	0	0	0	1	0.0	0	0
コーヒー（挽）	180	0	0	0	2	124	3.2	2	4
コーヒー（インスタント）	182	0	0	0	0	71	1.8	6	2
ハンバーガー	98	245	28	12	463	202	5.2	107	56
ピザ（チーズ）	120	290	39	15	699	230	5.9	216	220

文献6より改変引用

取しないように説明できるようになります．

4 尿中カリウム排泄量をどう評価する？

　糸球体濾過量を，100 ml/分と考えてみましょう．1日では1,440分×0.1 l/分＝144 lの原尿に相当します．原尿中のK総量は，4.0 mEq/l×144 l＝576 mEqになります．もし糸球体は正常であるが，尿細管が全く再吸収も分泌もしなかった場合には，576 mEqが尿中から喪失することになります．しかし健常人では，尿細管が機能して約90％が尿細管で再吸収されますので，尿中K排泄量は，50〜60 mEq/日になるのです．

　Kの経口摂取量は，尿中排泄量とほぼ同じような数値になっています．すなわち大量の摂取量があっても，尿細管での再吸収量を低下させることで容易に管理ができるようにできています．しかし，糸球体濾過量が大幅に低下すると（GFRで20 ml/分未満），原尿中のK総量は低下しますので，血中に貯留することになります．それでも尿細管での再吸収量，分泌量を調整して尿中K排泄量はほぼ同じ量になるようにできています．

　一方，低K血症が存在すると，尿中K排泄量は減少します．低K血症が存在しているにもかかわらず，1日K排泄量20 mEq/日以上であれば，尿細管からのKの喪失であると判断しています（1日K排泄量20 mEq/日が基準値になっています．随時尿では，15 mEq/lとなります）．一方，1日K排泄量20 mEq/日未満であれば，腎以外からのKの喪失（腸液喪失など）を考慮します．

第2部 水・電解質異常を克服する！

part 2 カリウムバランス

2. 酸塩基平衡の影響をどう評価する？

　第1部の酸塩基平衡でもまとめましたが，細胞内のpHは7.00でHイオン濃度では100 nmol/lになります．細胞外のpHは7.40でHイオン濃度では，40 nmol/lになります．すなわちHイオンは細胞内から細胞外に流れるような勾配ができているのです．その状態で，細胞外のHイオン濃度が上昇する（アシデミア）と，細胞内から細胞外へのHイオンの移動量が減少しますので細胞内が酸性に傾きます．そうするとATP-3Na$^+$-2K$^+$ポンプの働きが低下して細胞外から細胞内へのKの移動量が低下します．すなわち，アシデミア（アシドーシス）では，高K血症になり，アルカレミア（アルカローシス）では，低K血症になります．

　細胞外液のpHと血清K値との量的な関係は以下のようになっています．
　pHが0.1低下すると，血清K値は，0.5 mEq/l上昇します．

血液pH	7.10	7.20	7.30	7.40	7.50	体内総K欠乏量
血清K値	5.5	5.0	4.5	4.0	3.5	0 mEq
血清K値	5.0	4.5	4.0	3.5	3.0	100 mEq
血清K値	4.5	4.0	3.5	3.0	2.5	200 mEq
血清K値	4.0	3.5	3.0	2.5	2.0	400 mEq

　血清K値0.5 mEq/lの変化で，身体全体のK量は，100 mEq単位で減少しています．

　尿細管性アシドーシスでは，アシドーシスにもかかわらず，低K血症になります．Kが尿中から大量に喪失しているためです．

第2部 水・電解質異常を克服する！

part 2 カリウムバランス

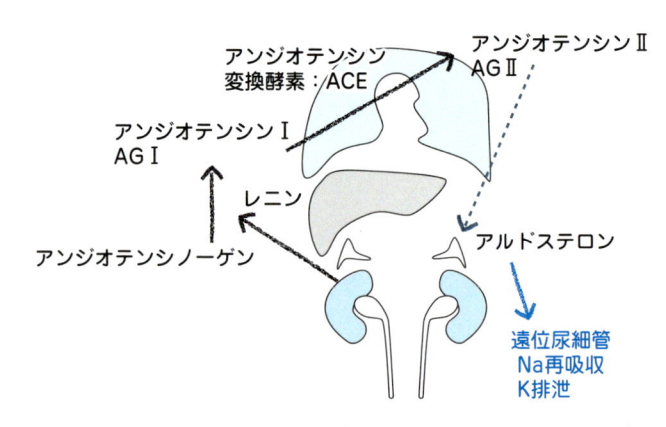

3. レニン・アンジオテンシン・アルドステロン系はどう作用する？

　レニン・アンジオテンシン・アルドステロン系（RAA系）について図23を描いて理解しよう．レニンは，傍糸球体装置から分泌されますが，体液量減少が刺激になります．体液量減少を感知するメカニズムとして，①糸球体への血流量の低下，②遠位尿細管への塩分喪失（NaとClの濃度；特にCl濃度が重要）になります．

　腎臓から分泌されたレニンは，肝臓から分泌されたアンジオテンシノーゲンを分解してアンジオテンシンⅠにします．アンジオテンシンⅠは，右心房を通過して肺動脈に入り，肺の末梢の内皮細胞にあるアンジオテンシン変換酵素（ACE）によってアンジオテンシンⅡに変換されます．肺静脈から左心房・左心室・大動脈を経て全身に分布します．アンジオテンシンⅡそれ自体が，血管収縮に働きますが，それ以外に副腎に作用してアルドステロンを分泌させます．副腎から分泌されたアルドステロンは，全身をめ

図23●レニン・アンジオテンシン・アルドステロン系

ぐり，最終的に遠位尿細管のNa$^+$ - K$^+$ポンプに作用して，Naを再吸収し，Kを排泄します．

　すなわち，塩分の喪失をカバーするために，糸球体からのシグナルが全身を駆け巡って最終的に遠位尿細管のNa再吸収量をコントロールしているのです．

サイドメモ　なぜ，RAA系が存在するのか？

　生物は，最初，海に棲んでいました．そのときには，身体の周りの塩分が身体に入ってきますので，腎臓はむしろ塩分を排泄する役割が大きかったのです．その際に心房性ナトリウム利尿ペプチド（atrial natriuretic peptide：ANP）が大きな役割を果たしていました．そのセカンドメッセンジャーは，cyclicGMPなのです．また，血管を拡張させ血圧を低下させるアセチルコリンや一酸化窒素（Nitric oxide：NO）のセカンドメッセンジャーも，cyclicGMPになっています．

　さて，両生類になりますと，塩分を身体に貯留させるメカニズムが必要になります．このころからRAA系がぜひとも必要になります．哺乳類になると血圧を上昇させるメカニズムの方が重要になります．昇圧に関与するホルモンのセカンドメッセンジャーは，cyclicAMPになっているのです．

　アンジオテンシンIIは，ちょうど中間に位置します．アンジオテンシンIIの受容体は，AT1とAT2がありますが，AT1受容体は，血管収縮に作用します．ところが，AT2受容体は，血管拡張に作用しているのです．

　これらをまとめると，表15のようになります．

表15●降圧物質と昇圧物質の違い

	心房性ナトリウム利尿ペプチド	アンジオテンシンII	アルドステロン
作　用	ナトリウム排泄 血圧低下	血管収縮・拡張 血圧上昇・低下	ナトリウム再吸収 血圧上昇
セカンドメッセンジャー	cyclicGMP	cyclicGMP cyclicAMP	cyclicAMP

　cyclicGMPがcyclicAMPよりも原始的であることがわかります．さらには，グアニンがアデニンより原始的であり，DNAはGC-richであることも納得できます．

第2部 水・電解質異常を克服する！

part 2 カリウムバランス

4. 浸透圧利尿によるカリウム移動への影響をどのように評価する？

　浸透圧利尿を起こすマンニトール，グリセロール，高血糖があるかをチェックします．浸透圧利尿が起こると尿中へ水分が引き寄せられ，尿量が増加しますが，同時にKも移動します．これを受動喪失と呼んでいます．

1）transtubular K gradient：TTKG：皮質集合管でのアルドステロン作用の指標

　レニン・アンジオテンシン・アルドステロン系が亢進するとか，K排泄量が直接的に増加する場合を能動的分泌亢進と呼んでいます．これを検討するためにtranstubular K gradient：TTKGがあります．皮質集合管の尿浸透圧は血漿浸透圧と等しく，Kが皮質集合管以降で再吸収も分泌もされないとすれば，水の移動に対してKの移動が多いのか少ないのか評価できます．

　　transtubular K gradient：TTKG ＝ Kクリアランス/水クリアランス
　　＝（尿中K濃度/血清K濃度）÷（尿浸透圧/血清浸透圧）
　　＝（尿中K濃度/血清K濃度）×（血清浸透圧/尿浸透圧）
で計算できます．

2）基　準

　【低K血症（K＜3.5 mEq/l）のとき】
　　2未満：水の移動が多いことを示していますので，浸透圧利尿による受動喪失
　　2〜4：グレーゾーン
　　4以上：アルドステロンの亢進作用あり

【高K血症（K＞4.5 mEq/l）のとき】
7〜10：正常
7未満：腎からのカリウム排泄低下，アルドステロン不足

第2部 水・電解質異常を克服する！

part 2 カリウムバランス

5. カリウム異常にどのように アプローチするか？

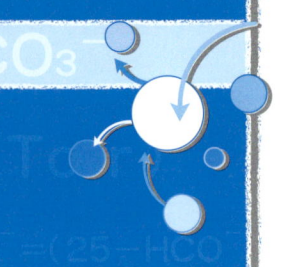

K代謝に関連する因子を評価します．次のステップで進めることを心がけましょう．

1）経口K摂取量を推測しよう
2）尿中K排泄量，尿中Na，Cl排泄量を評価しよう
3）酸塩基平衡によるKへの影響を評価しよう
4）レニン・アンジオテンシン・アルドステロン系を評価しよう
5）浸透圧利尿による影響を検討しよう
6）transtubular K gradient：TTKG検討しよう
7）不足量，過剰量を推測しよう

演習問題 16

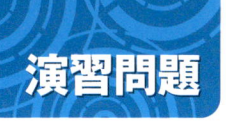

症　例：34歳の男性．10年前から検診にてタンパク尿指摘．IgA腎症と診断された．その後徐々に腎機能低下し入院となった．

身長163.5 cm，体重71 kg，体温36.2℃，脈拍80回/分・整，呼吸18回/分・整，SPO_2：99％（room air），血圧160/100 mmHg，意識清明，胸部：異常なし，腹部：異常なし，下腿浮腫（－）

WBC 8400/μl，RBC 316万/μl，Hb 10.1 g/dl，Ht 30.0％，Plt 21.8万/μl，Na 138 mEq/l，K 5.4 mEq/l，Cl 107 mEq/l，Ca 8.6 mg/dl，iP 7.0 mg/dl，BUN 74.0 mg/dl，Cre 8.64 mg/dl，TP 6.8 g/dl，Alb 4.2 g/dl，pH 7.31，PaO_2 80 Torr，$PaCO_2$ 30 Torr，HCO_3^- 15.2 mEq/l

問　題

❶ 経口K摂取量は？

❷ 尿中K排泄量，尿中Na，Cl排泄量は？

❸ 酸塩基平衡異常は？

❹ 病態は？

❺ 治療は？

解答・解説

❶ 経口K摂取量は？

　症例呈示からは，判断できません．K含有量の多い食物の摂取があったかどうか聞き出す必要があります．特に腎不全患者では，利尿によいということで，夏はスイカ，秋は柿を食べている人がいますので要注意です．一番K含有量が多い食物としては，アボカドがあります．

❷ 尿中K排泄量，尿中Na，Cl排泄量は？

　尿中K排泄量，尿中Na，Cl排泄量の評価と浸透圧利尿による影響を検討（transtubular K gradient：TTKG）のためには，ぜひ尿中電解質，クレアチニンが必要です．忘れずに検査に出しましょう．

❸ 酸塩基平衡異常は？

　pH＝7.31ですのでアシデミアです．$PaCO_2$，HCO_3^-ともに低下していますので，代謝性アシドーシスがあります．アニオンギャップ＝Na－（Cl＋HCO_3）＝138－（107＋15）＝16であり，ややアニオンギャップが増大（＞12±2）しています．BUNが74.0 mg/dl（＞60 mg/dl）であり，尿毒症性アシドーシスと判断してよいでしょう．代償機構については，HCO_3^-＋15→30→$PaCO_2$となっています．さらにpHも7.31であり，呼吸性代償も正常範囲内ですので代謝性アシドーシスだけと考えてよいでしょう．

　血清K値への影響を考えてみよう．
　pHが0.1低下すると，血清K値は，0.5 mEq/l上昇します．

血液pH	7.10	7.20	7.30	7.40	7.50	体内総K欠乏量
血清K値	5.5	5.0	4.5	4.0	3.5	0 mEq
血清K値	5.0	4.5	4.0	3.5	3.0	100 mEq
血清K値	4.5	4.0	3.5	3.0	2.5	200 mEq
血清K値	4.0	3.5	3.0	2.5	2.0	400 mEq

　pHによる細胞内から細胞外へのKの移動では，pH 7.30のときには，K値は4.5 mEq/l程度と推測されますが，5.4 mEq/lとそれ以上に増加しています．腎臓からの排泄低下とさらにはK摂取量の増加が考えられます．

❹ 病態は？

　慢性糸球体腎炎（IgA腎症）の進行によって腎不全に至った患者です．その結果として，尿毒症性アシドーシスに加えて，K排泄低下あるいは摂取量増加によって高K血症が生じています．高K血症による心電図異常としては，テント状T波が有名ですが，それ以外に徐脈，心室細動などもあります．急激に上昇した際に心電図異常が起こりやすいとされています．

❺ 治療は？

　a）慢性期高K血症：
　　Kの少ない食事，イオン交換樹脂の経口投与を行います．

　b）急性期高K血症：

　　① グルコン酸カルシウム：心電図異常のある場合は，心室細動を防止するために，グルコン酸カルシウムを15分くらいかけてゆっくり静脈注射します．これによって心筋細胞の膜が安定化するとされています．この効果は，約30分間は持続しますので，その間に次の対策をとります．

　　② 重曹：血液をアルカリ化することによって，細胞外液中のKを細胞内に移動させます．

　　③ グルコース・インスリン：レギュラーインスリンとブドウ糖を投与することによって，ブドウ糖が細胞内に取り込まれる際にKも一緒に細胞内に移動しますので，低K血症になります．

　　④ 血液透析：透析液中には，Kは2.0 mEq/lしか含まれていませんので，確実に過剰なKを除去することができますが，透析開始まで早くて1時間程度の準備時間が必要になります．

　この患者の場合，高K血症は緊急性はないために食事療法とイオン交換樹脂の経口投与を行いました．

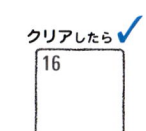

演習問題 17

症　例：患者52歳男性．40歳からインスリン療法開始．感冒様症状で食欲不振と嘔吐・下痢が出現したためインスリンの自己注射を中止した．意識障害をきたし来院．
血圧124/64 mmHg，脈拍88/分，呼吸20/分，アセトン臭（＋）
血糖 621 mg/dl，尿ケトン体（3＋），
Na 140 mEq/l，K 4.8 mEq/l，Cl 101 mEq/l
pH 7.10，PaO_2 78 Torr，PaCO_2 35 Torr，HCO_3 12 mEq/l

問　題

❶ 経口K摂取量は？

❷ 尿中K排泄量，尿中Na，Cl排泄量は？

❸ 酸塩基平衡異常は？

❹ 病態は？

❺ 治療は？

解答・解説

❶ **経口K摂取量は？**

　感冒様症状で食欲不振と嘔吐・下痢が出現していたことから，食事摂取量は低下していた可能性があります．尿中Kの排泄量をチェックする必要があります．

❷ **尿中K排泄量，尿中Na，Cl排泄量は？**：現時点では，不明です．

❸ **酸塩基平衡異常は？**

　pH 7.10でありアシデミアです．$PaCO_2$ 35 Torr，HCO_3 12 mEq/lともに低下していますので，代謝性アシドーシスです．アニオンギャップ＝140－（101＋12）＝27であり，基準値12±2ですので，アニオンギャップ増大の代謝性アシドーシスが存在します．血糖値が621 mg/dlで尿ケトン体（3＋）ですので，糖尿病性ケトアシドーシスと診断できます．呼吸性代償に関しては，HCO_3^- ＋15＝12＋15＝27 ⇒ $PaCO_2$になるはずですが，32と増加し，酸性物質の増加によってpHは2.27より酸性に傾いています．すなわち代謝性アシドーシスに呼吸性アシドーシスも合併しています．

❹ **病態は？**

　インスリン不足による糖尿病性ケトアシドーシス＋呼吸性アシドーシスと判断できます．呼吸器感染症もチェックする必要があります．

　pHが0.1低下すると，血清K値は0.5 mEq/l上昇します．

血液pH	7.10	7.20	7.30	7.40	7.50	体内総K欠乏量
血清K値	5.5	5.0	4.5	4.0	3.5	0 mEq
血清K値	5.0	4.5	4.0	3.5	3.0	100 mEq
血清K値	4.5	4.0	3.5	3.0	2.5	200 mEq
血清K値	4.0	3.5	3.0	2.5	2.0	400 mEq

　pH 7.10で本来K値は5.5 mEq/l前後になっているはずですが，4.8 mEq/lですので，およそ身体全体で150 mEqが不足していると判断されます．

❺ **治療は？**

　インスリン投与が必要になります．ルートを2本確保して，片側からレギュラーインスリン0.1 U/kg体重/時間で投与します．片側から輸液を行います．最初に生理食塩液で開始しますが，インスリン投与によって，ブドウ糖が血中から細胞質に移動する際にKも一緒に移動しますので低K血症に容易になりますので，Kの補給が比較的早期から必要になります．

演習問題 18

> **症　例**：55歳の男性．10年前から糖尿病で治療を受けている．高K血症があり受診した．
> 身長 170 cm，体重 72 kg，血圧 135/80 mmHg
> BUN 15 mg/dl，Cr 1.2 mg/dl，尿酸 6.7 mg/dl，血糖 190 mg/dl，HbA1c 7.2%
> Na 143 mEq/l，K 6.1 mEq/l，Cl 113 mEq/l，Ca 8.5 mg/dl，iP 4.8 mg/dl，
> 血液ガス分析：pH 7.33，PaO$_2$ 83.5 Torr，PaCO$_2$ 38.9 Torr，HCO$_3^-$ 20 mEq/l

問　題

❶ 腎機能障害の程度は？

❷ 酸塩基平衡異常は？

❸ 必要な検査は？

❹ 病態は？

❺ 治療は？

解答・解説

❶ 腎機能障害の程度は？

Cr 1.2 mg/dlから腎機能を推測する式として，Cockcroftの式があります．

Ccr＝[（140－年齢）×体重]÷（72×血清クレアチニン）＝[（140－55）×72]÷（72×1.2）＝70.8 ml/分である．すなわち腎機能は約70％です．

❷ 酸塩基平衡異常は？

pH 7.33ですのでアシデミアがあります．$PaCO_2$ 38.9 Torr，HCO_3^- 20 mEq/lですので，代謝性アシドーシスがあります．アニオンギャップ＝143－（113＋20）＝10であり，アニオンギャップ正常の代謝性アシドーシスと判断されます．HCO_3^-＋15＝20＋15＝35⇒$PaCO_2$になるはずですが，38.9と軽度増加し，酸性物質の増加によって，pHは7.35よりやや酸性に傾いています．すなわち，代謝性アシドーシスに軽度の呼吸性アシドーシスもありそうです．

pHが0.1低下すると，血清K値は，0.5 mEq/l上昇します．

血液pH	7.10	7.20	7.30	7.40	7.50	体内総K欠乏量
血清K値	5.5	5.0	4.5	4.0	3.5	0 mEq
血清K値	5.0	4.5	4.0	3.5	3.0	100 mEq
血清K値	4.5	4.0	3.5	3.0	2.5	200 mEq
血清K値	4.0	3.5	3.0	2.5	2.0	400 mEq

pH 7.33で大きく増加しています．腎機能も70％は保持されていますので，腎不全によるK排泄量減少によるものとは考えられません．アニオンギャップ正常の代謝性アシドーシスでは，尿細管性アシドーシスの可能性が高くなります．特にこの場合は，低レニン低アルドステロン型のⅣ型の可能性が高くなります．

❸ 必要な検査は？

最初に尿中のNa，K排泄量をチェックしましょう．そして，transtubular K gradient：TTKG＝カリウムクリアランス/水クリアランス
　＝（尿中K濃度/血清K濃度）÷（尿浸透圧/血清浸透圧）
　＝（尿中K濃度/血清K濃度）×（血清浸透圧/尿浸透圧）

を計算して，高K血症（K＞4.5 mEq/l）で，7未満であれば，腎からのK排泄低下，アルドステロン不足と判断します．レニン活性，血漿アルドステロン濃度の検査が必要になります．

❹ **病態は？**

　糖尿病性腎症，間質性腎炎の患者で，脱水や感染症によって高K血症が急性発症することがあります．その原因として低レニン低アルドステロン血症があります．詳細な機序は不明な点も多いのですがアンモニア排泄の低下が一因であるとされています．軽症の腎障害で高K血症が存在する場合は，注意が必要です．

❺ **治療は？**

　低レニン低アルドステロン症の場合には，アルドステロン作用を有するフロリネフを使用する場合があります．また重曹（$NaHCO_3$）の投与が有用な場合もあります．

　この患者では重曹投与で軽快しました．

演習問題 19

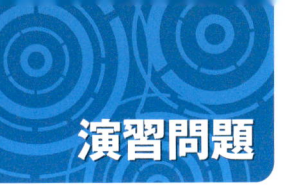

症　例：10年前より高血圧，慢性腎不全にて近医に通院していた．1カ月前より下痢を認め市中病院に入院し治療を受け慢性腎不全の悪化を指摘されていた．市中病院を退院後も下痢の継続，また経口摂取不良を認め3月22日に救急外来に受診され慢性腎不全の急性憎悪のため入院となる．身長156 cm，体重46 kg，体温36.8℃，脈拍82回/分・整，血圧161/77 mmHg，意識軽度混濁，胸部聴診上肺野にラ音を聴取せず，心音異常なし．

尿：尿タンパク 2＋，尿糖陰性，尿潜血2＋，尿沈査赤血球7-8/F，尿タンパク0.6 g/日，尿 BUN 1.7 g/日，尿 Cre 0.42 g/日，尿 Na 0.39 g/日，尿 K 0.09 g/日，尿 Cl 0.74 g/日，尿 Ca 0.0 g/日，尿 P 0.1 g/日，NAG 6.0 U/l，24時間Ccr 5 ml/分，WBC 5,800/μl，RBC 292万/μl，Hb9.8 g/dl，Hct 29.6％，BUN 90.9 mg/dl，Cr 6.8 mg/dl，Na 145 mEq/l，K 1.6 mEq/l，Cl 117 mEq/l，血糖値107 mg/dl，HbA1c 4.3％，

血液ガス分析：pH 7.13，PaCO$_2$ 24 Torr，PaO$_2$ 100 Torr，HCO$_3^-$ 7.3 mEq/l

問　題

❶ 腎機能障害の程度は？

❷ 酸塩基平衡異常は？

❸ 必要な検査は？

❹ 病態は？

❺ 治療は？

解答・解説

❶ 腎機能障害の程度は？

タンパク尿，血尿が以前から存在していますので，慢性腎炎による腎不全が考えられます．24時間Ccr 5 ml/分ですので，透析が必要な状況と判断されます．

❷ 酸塩基平衡異常は？

pH 7.13でアシデミアです．PCO_2 24 Torr，HCO_3 7.3 mEq/lから代謝性アシドーシスが存在しています．アニオンギャップ＝145－（117＋7.3）＝20.7であり，アニオンギャップが増大しています．BUN 90.9 mg/dl（60 mg/dl以上）で血糖値107 mg/dl（500 mg/dl未満）ですので尿毒症性アシドーシスと判断されます．代償のメカニズムは，7＋15⇒23ですが，$PaCO_2$ 24ですので，ほぼ妥当な数字です．すなわち尿毒症性アシドーシスで呼吸性代償は正常であると判断します．

pHが0.1低下すると，血清K値は，0.5 mEq/l上昇します．

血液pH	7.10	7.20	7.30	7.40	7.50	体内総K欠乏量
血清K値	5.5	5.0	4.5	4.0	3.5	0 mEq
血清K値	5.0	4.5	4.0	3.5	3.0	100 mEq
血清K値	4.5	4.0	3.5	3.0	2.5	200 mEq
血清K値	4.0	3.5	3.0	2.5	2.0	400 mEq

pH 7.13で本来K値は5.4 mEq/l前後になっているはずですが，1.6 mEq/lですので，およそ身体全体で400 mEq以上（おそらく800 mEq以上）の大量のKが不足していると判断されます．

❸ 必要な検査は？

尿中K排泄量をチェックしましょう．通常では，40～80 mEq/日の排泄量です．すなわち，40～80 mmol/日になりますが，Kの原子量は39ですので，1,560～3,120 mg/日になります．すなわち1.5～3.1 g/日（平均2 gと覚えるとよいでしょう）になります．この患者では，0.09 g/日であり，ほとんど腎臓から排泄されていません．おそらく慢性の下痢によるK喪失が考えられます．通常，腸液はアルカリ性であるために下痢ではアルカリ喪失のために代謝性アシドーシスとなります．ただし，villous adenomaでは，HCO_3^-分泌とCl^-吸収の交換ポンプが傷害されるために代謝性アルカローシスになります．下剤の乱用でも低K血症が生じて代謝性アルカローシスになります．

> **サイドメモ　下痢のメカニズム**
>
> 図24●腸上皮細胞でのイオン輸送

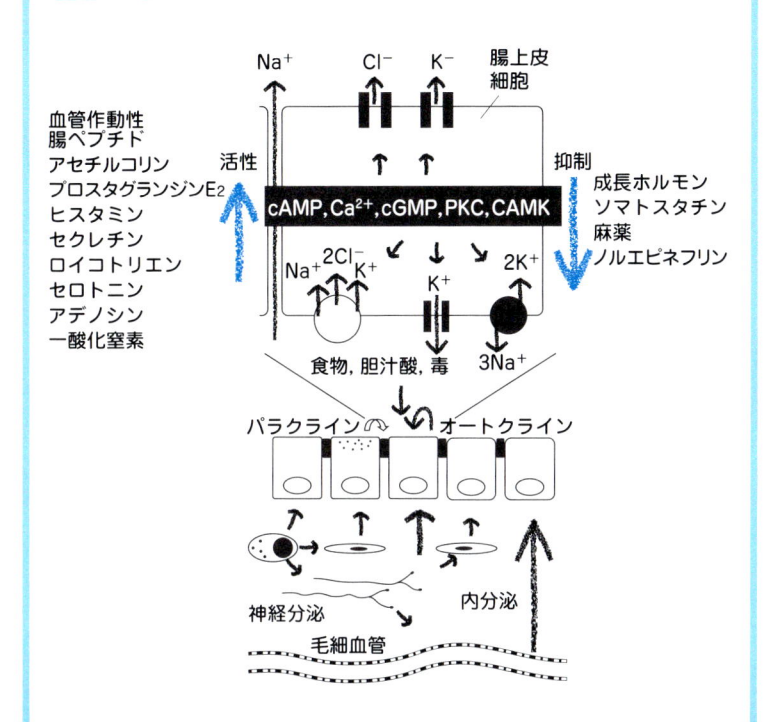

　最近，cystic fibrosis嚢胞性線維症遺伝子が明らかになりcystic fibrosis trans-membrane conductance regulator（CFTR）をコードする遺伝子が同定されました．嚢胞性線維症患者の70％は，エクソン10のうち3塩基の欠失によることがわかりました．気道上皮細胞でClの受動輸送障害が起こり，Naの再吸収亢進のために分泌物の粘度が高くなり感染症を起こす疾患であることが判明しました．すなわちClチャネルの異常であることがわかりました．

　一方，Clチャネルは腸上皮細胞に多数発現しています（図24）．**血管作動性腸ペプチド（VIP）**，アセチルコリン，プロスタグランジンE2，ヒスタミン，セクレチン，ロイコトリエン，一酸化窒素，セロトニン，アデノシンは，このチャネルを活性化して分泌液が増加します．コレラトキシンなどもこのチャネルに作用しているとされ

> ています．
>   逆に抑制する物質として，成長ホルモン，ソマトスタチン，Opiates（麻薬），ノルエピネフリンなどがあります．亜鉛も抑制するというデータもあります．これまで単純に水分が多い便が下痢と考えられてきましたが，実はClチャネルとKチャネルとHCO_3^-の移動が重要であることがわかってきたのです．

❹ 病態は？

VIPを測定したところ130 pg/ml（基準値 30 pg/ml未満）と高値でした．膵臓をはじめ腹部臓器の悪性腫瘍を検索しましたが，明らかな腫瘍は検出されませんでした．微小な腫瘍が存在する可能性がありましたが，指摘できませんでした．

❺ 治療は？

ソマトスタチンアナログを投与しました．下痢の量は，1,500 ml程度から500 ml程度まで減少しましたが，完全に消失するところまでには至りませんでした．

残念ながら，その後肺炎を合併して亡くなりました．

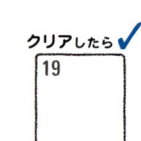

演習問題 20

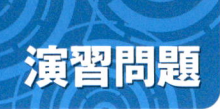

症　例：30歳の女性．看護師．8年前から日光過敏症，関節痛，タンパク尿，抗核抗体640倍，抗Sm抗体陽性で，全身性エリテマトーデスとしてプレドニン15 mg/日で治療中であった．朝に顔面の浮腫，夕方には足背の浮腫があった．

血圧 94/60 mmHg，TP 6.8 g/dl，Alb 3.5 g/dl，BUN 16 mg/dl，Cr 0.9 mg/dl，尿酸 11.4 mg/dl，Na 142 mEq/l，K 3.2 mEq/l，Cl 97 mEq/l，pH 7.43，PaO$_2$ 104 Torr，PaCO$_2$ 43 Torr，HCO$_3^-$ 28 mEq/l

問　題

❶ 腎機能障害の程度は？

❷ 酸塩基平衡異常は？

❸ 必要な検査は？

❹ 病態は？

❺ 治療は？

解答・解説

❶ 腎機能障害の程度は？

Cr 0.9 mg/dlであり，ほぼ正常範囲内です．

❷ 酸塩基平衡異常は？

pH 7.43であり，アルカレミアです．$PaCO_2$ 43 Torr，HCO_3^- 28 mEq/lから軽度の代謝性アルカローシスがあります．代償のメカニズムは，28＋15 ⇒ 43ですが，$PaCO_2$ 43ですので，ほぼ妥当な数字です．すなわち，代謝性アルカローシスで呼吸性代償は正常です．

pHが0.1低下すると，血清K値は，0.5 mEq/l上昇します．

血液pH	7.10	7.20	7.30	7.40	7.50	体内総K欠乏量
血清K値	5.5	5.0	4.5	4.0	3.5	0 mEq
血清K値	5.0	4.5	4.0	3.5	3.0	100 mEq
血清K値	4.5	4.0	3.5	3.0	2.5	200 mEq
血清K値	4.0	3.5	3.0	2.5	2.0	400 mEq

pH 7.43ですので，K値は 3.7 mEq/l程度が予想されます．この患者では，3.2 mEq/lとやや低下しています．

❸ 必要な検査は？

最初に尿中のNa，K排泄量をチェックしましょう．そして，transtubular K gradient：TTKG ＝ カリウムクリアランス/水クリアランス
 ＝（尿中K濃度/血清K濃度）÷（尿浸透圧/血清浸透圧）
 ＝（尿中K濃度/血清K濃度）×（血清浸透圧/尿浸透圧）を計算します．

低K血症（K＜3.5 mEq/l）のときには，
2未満：水の移動が多いことを示していますので，浸透圧利尿による受動喪失
2〜4：グレーゾーン
4以上：アルドステロンの亢進作用があります．

その後，レニン活性 15 ng/ml/時間（基準値 0.6〜1.2 ng/ml/時間），アルドステロン 380 pg/ml（35.7〜240）という結果が得られました．

❹ 病態は？

血圧はやや低下していて，低K血症，レニン，アルドステロンの高値があることから，Bartter症候群に合致します．しかし尿酸 11.4 mg/dlと非常に高値です．これは，フロセミド（ラシックス®）などの利尿薬を大量に使用した際に生じます．このデータからフロセミドを使用した場合の偽性

Bartter症候群が最も可能性が高くなります．30歳の女性，看護師．全身性エリテマトーデスは安定していますが，朝に顔面の浮腫，夕方には足背の浮腫が認められます．臨床的には，特発性浮腫の概念に合致します．①20〜30代の職業婦人，②立ち仕事，③不規則な食事摂取，④朝に顔面，夕方に下肢が特徴的です．さらにこの患者では，浮腫への対策として，看護師でありフロセミドを自由に内服していたことによって増悪していました．

❺ 治療は？

特発性浮腫の治療は，フロセミドなどの利尿薬を中止します．体重は，数日間で数kg増加しますが，1週間程度で徐々に減量してきます．偽性Bartter症候群が長期に持続しますと間質性腎炎が生じます．結果的に腎不全になってしまう場合もありますので，本人に十分説明し，フロセミドの内服をやめるように指導します．

演習問題 21

症　例：14歳の女性．2年前から下肢の脱力発作が出現し数日間で元に戻っていた．その際に近医を受診し，高血圧を指摘されている．家族歴，既往歴に特記すべきことはない．

身体所見：血圧160/110 mmHg，脈拍 70/分，身体所見で特に異常を認めない．眼底ScheieⅠ度であった．
TP 7.5 g/dl，BUN 9.2 mg/dl，Cr 0.8 mg/dl，UA 4.3 mg/dl，Na 143 mEq/l，K 2.6 mEq/l，Cl 100 mEq/l，Ca 9.2 mg/dl，P 3.6 mg/dl，
血液ガス分析：pH 7.45，PaO$_2$ 95 Torr，PaCO$_2$ 39，HCO$_3^-$ 27 mEq/l

問　題

❶ 酸塩基平衡異常は？

❷ 必要な検査は？

❸ 病態は？

❹ 治療は？

解答・解説

❶ 酸塩基平衡異常は？

pH 7.45でありアルカレミアがあります．PaCO₂ 39，HCO₃⁻ 27 mEq/lであり軽度の代謝性アルカローシスです．代償のメカニズムは，27＋15 ⇒ 42ですが，PaCO₂ 39ですので，ごく軽度の呼吸性アルカローシスがあります．すなわち，軽度の代謝性アルカローシス＋軽度の呼吸性アルカローシスです．

pHが0.1上昇すると，血清K値は，0.5 mEq/l低下します．

血液pH	7.10	7.20	7.30	7.40	7.50	体内総K欠乏量
血清K値	5.5	5.0	4.5	4.0	3.5	0 mEq
血清K値	5.0	4.5	4.0	3.5	3.0	100 mEq
血清K値	4.5	4.0	3.5	3.0	2.5	200 mEq
血清K値	4.0	3.5	3.0	2.5	2.0	400 mEq

pH 7.45ですので，K値は3.7 mEq/l程度が予想されます．この患者では，2.6 mEq/lと予想値より1.0 mEq/l低下していますので，身体全体で約200 mEqのKが不足しています．

❷ 必要な検査は？

最初に尿中のNa，K排泄量をチェックしましょう．そして，transtubular K gradient：TTKG ＝ カリウムクリアランス/水クリアランス
　＝（尿中K濃度/血清K濃度）÷（尿浸透圧/血清浸透圧）
　＝（尿中K濃度/血清K濃度）×（血清浸透圧/尿浸透圧）を計算します．
低K血症（K＜3.5 mEq/l）のときには，
　2未満：水の移動が多いことを示していますので，浸透圧利尿による受動喪失
　2～4：グレーゾーン
　4以上：アルドステロンの亢進作用があります．

高血圧があり，低K血症がありますので，レニン活性，アルドステロンを確認する必要があります．この患者では，レニン活性 0.1 ng/ml/時間（基準値 0.6～1.2 ng/ml/時間），アルドステロン0.3 ng/dl（基準値 4.6～12.6 pg/ml）といずれも低下していました．

このような病態の場合に，いくつかの可能性があります．①アルドステロン様物質の産生過剰，他の副腎ホルモンの測定が必要です．②甘草（licorate）の内服，③上皮性Naチャネルの亢進（Liddle症候群）です．

この患者さんでは，①，②は否定的でLiddle症候群でした．

❸ 病態は？

　Liddle症候群の原因は，上皮性Na^+チャネルの遺伝子異常です．Na^+チャネルタンパクのC末端部分に異常があります．通常，この部分がユビキチン化されますと，古くなったタンパクとして処理されることになります．この処理というマーカー（旗）タンパク質が結合できないために，Na^+チャネルが膜に多数存在することによってNaの再吸収が盛んに行われます．そのために体液量が増加して高血圧が生じます．体液量は増加していますのでレニン，アルドステロンは抑制されることになります．これがLiddle症候群の本態であることがわかりました．

❹ 治療は？

　上皮性Na^+チャネルを抑制する物質としてトリアムテレンがあります．逆にトリアムテレンが有効な場合は，Liddle症候群の可能性があります．

第2部 水・電解質異常を克服する！

part 3　カルシウムとリンのバランス

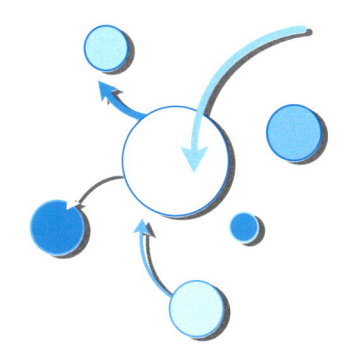

第2部 水・電解質異常を克服する！

part 3 カルシウムとリンのバランス

1. カルシウムのインとアウト

1 カルシウムの分布と役割は？（図25）

　体内には，約1.0 kg（1,000 g）のCaが存在しています．99%は骨にヒドロキシアパタイトとして存在します（990 g）．10 gが骨以外になります．

　体液量は体重の60%で，20%が細胞外液ですので体重 60 kgの人で，細胞外液量は約12 lになります．血中Ca濃度は，9.0 mg/dl = 90 mg/lですので，12 lでは，1,080 mg（わずか1 g）が細胞外液に存在していることになります．細胞外液でのCaは，約50%はアルブミンに結合し，遊離のCaは，5 mg/dlです．Caの原子量は40ですので，5 mg/dl = 50 mg/l → 50/40 mmol/l = 1.25 mmol/lになります．

　一方，細胞内のCa濃度は，100 nmol/lと約1万分の1の濃度になっています．しかも細胞質内での局在をみると，ミトコンドリアとendoplasmic reticulumが主体で，それ以外の部位にCaが遊離して存在することは通常ありえないのです．このような濃度勾配を維持するために細胞膜には，Ca^{2+}-ATPase依存性ポンプやNa^+/Ca^{2+}交換トランスポーターなどがぜひと

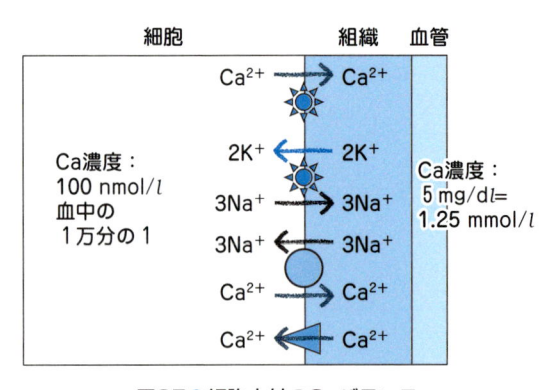

図25●細胞内外のCaバランス

も必要になります．一方，細胞膜に存在するCa^{2+}チャネルが作動すると，一気に細胞内にCaが流れ込み，細胞にとって大きなシグナルになるのです．Caイオン自体が，セカンドメッセンジャーでもありますが，エネルギー代謝の途中のリン酸と結合してリン酸Caとなって細胞質内に沈殿し細胞毒になります．また，いろいろな経路によってアポトーシス（細胞死）が生じます．すなわち，細胞1個1個の生き死にを決定しているのはCaなのです．

2 カルシウム・バランスはどうなっているの？（図26）

1日の経口摂取量は，600 mgとされています．半分の300 mgが腸管で吸収されますが，半分の300 mgは，吸収されずに便中に流れていきます．また，腸管から200 mgが分泌されますので，合計500 mgが便中に存在することになります．さて，腸管から吸収された300 mgは，細胞外液に貯留されます．細胞外液Ca貯留量は約1,000 mgに相当しています．また，全身の骨にある破骨細胞によって500 mgが遊離し，一方，同量の500 mgが骨芽細胞によって骨に沈着しています．一方，1日で糸球体を通過するCaの総量は，遊離Ca濃度は5 mg/dl→ 50 mg/l × 144 l（糸球体濾過量）＝ 7,200 mg，98〜99％は尿細管で再吸収量されますので，70〜140 mgが尿に排泄されていることになります．尿中Ca排泄量は，約100 mgと覚えるとよいでしょう．すなわち，腸管から吸収された100 mgのCaが，尿に排泄されていると考えるとよいのです．

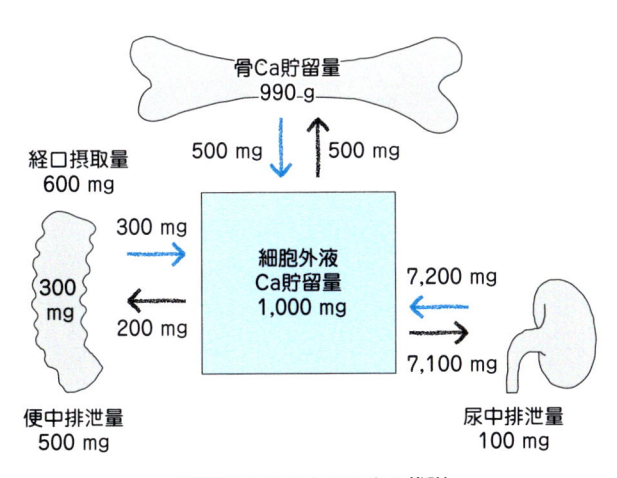

図26● 1日のカルシウム代謝

第2部 水・電解質異常を克服する！

part 3 カルシウムとリンのバランス

2. ビタミンDは何をしているの？

1 ビタミンDの合成と代謝は？ （図27）

　ヒトでは，7-dehydrocholesterolが皮膚で紫外線照射によってビタミンD_3に変化します．これが生体内でのビタミンD合成の原材料になります．外因性には，ミルクは400単位のビタミンD_2を含んでいます．その後，ビタミンD_3は肝臓で25（OH）ビタミンD_3になります．さらに腎臓の近位尿細管で1,25（OH）$_2$ビタミンD_3になります．副甲状腺ホルモン（PTH）は，腎臓での1,25（OH）$_2$ビタミンD_3の合成を促進します．また，低Ca血症（高リン血症）は1,25（OH）$_2$ビタミンD_3の合成を促進しますが，高Ca血症（低リン血症）は抑制します．一方，血中Ca，リンが正常で，PTHも正常レベルであれば，24,25（OH）$_2$ビタミンD_3になります．

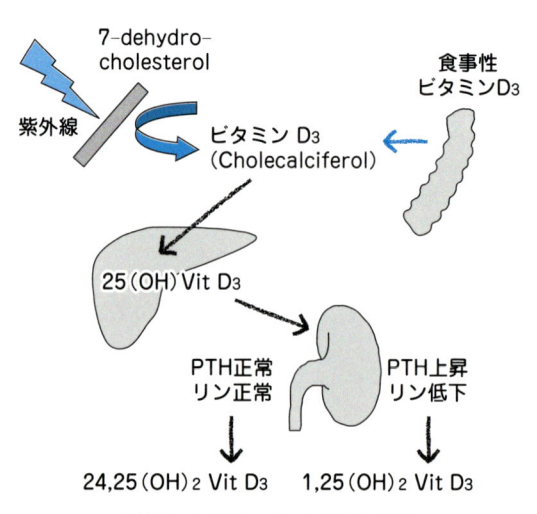

図27●ビタミンDの合成と作用

2 ビタミンDの効果は？

　1,25（OH）$_2$ビタミンD$_3$は，腸管，骨，腎臓すべてに作用して血中のCa濃度とリン濃度を上昇させるように働きます．

1）ビタミンDと腸管からのCa吸収

　calcitoriol（カルシトリオール）が，腸管細胞内に存在するビタミンD受容体に結合すると，核内のDNA（カルシトリオール感受性部分）に作用してCa結合タンパクが合成されます．あるいはCa^{2+}チャネルが合成されてCaの腸管からの吸収が亢進します．細胞内に貯留したCaは，ビタミンDが存在しなくても，Ca^{2+}，Mg^{2+}結合ATPaseによって血管側に輸送されます．また，1,25（OH）$_2$ D$_3$は，腸管細胞の細胞膜にあるCa^{2+}ポンプを増加させます．カルシトリオール受容体は，腸管細胞以外に，骨芽細胞，単球，ヒト乳がん細胞，副甲状腺，上皮細胞，小脳細胞にあります．

2）ビタミンDと骨代謝

　25（OH）ビタミンD$_3$と1,25（OH）$_2$ビタミンD$_3$は，骨からCaとリンを血中に移動させます．単球をosteoclastに分化させosteoclastの数を増加させます．また，骨芽細胞のサイズを大きくし，Al-pも増加します．

　一方24,25（OH）$_2$ビタミンD$_3$の機能は不明な点が多いのですが，血清Ca濃度や尿中Ca排泄量を変化させないで，Caを蓄積する方向に働くようです．軟骨細胞あるいは骨格筋におけるタンパク合成を促進するとされています．クル病に有効であるという成績も出されています．

3）ビタミンDの尿細管への影響

　尿細管からのCaとリンの再吸収量が増加します．その他，1,25（OH）$_2$ビタミンD$_3$が血中カルシウム濃度とは無関係に，直接的にPTHの分泌を抑制します．

第2部 水・電解質異常を克服する！

part 3 カルシウムとリンのバランス

3. カルシウムに関与するホルモン

1 副甲状腺ホルモン（PTH）とは何？

　84個のアミノ酸からなる1本鎖のペプチドです（分子量9,500，図28）．イオン化Caが分泌のシグナルになっています．PTH分泌細胞は，細胞外にCaイオンを感知するタンパク（calcium sensing receptor）を持っています．Ca以外にMgイオンなどの2価の陽イオンも感知しています．その後，細胞内のCaが上昇してPTHの分泌を抑制します．Caイオン以外では，アドレナリンがPTH分泌を刺激します．

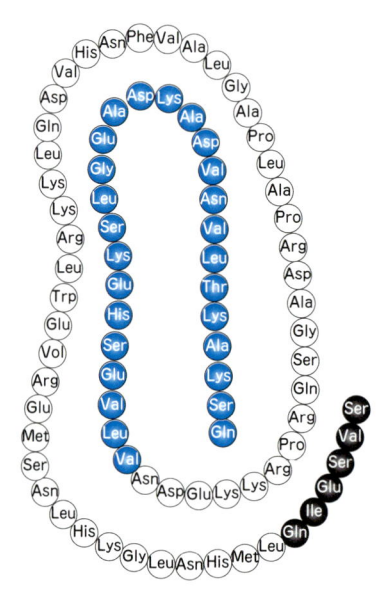

図28●PTHの構造

2 PTHの効果は何？

1）血中カルシウム濃度を上昇させる効果

腎臓に対して作用して$1,25(OH)_2$ビタミンD_3の産生量を増加させますので，その結果，腸管からのCa吸収量が増加します．骨に対しては，骨からのCa遊離量が増加します．腎臓に対しては，Caの再吸収量を増加させます．

2）血中リン濃度を低下させる効果

骨からリンを遊離させます．また腸管からリンの吸収量を増加させます．しかし，最も影響が大きいのは，腎臓でのリン再吸収の抑制です．そのため高リン尿症になります．長期間PTHが作用すると，骨塩量が減少し，血中Ca値は高値を維持し，高リン尿症から尿路結石が生じやすくなります．

3 カルシトニンの効果は何？

カルシトニンは32個のアミノ酸でできています．高Ca血症が刺激となり甲状腺のparafolicular細胞から分泌されます．骨からのCaとリンの放出を抑制（破骨細胞抑制）して低Ca血症を起こします．糖質コルチコイドはカルシトニンの血中Ca降下作用を妨害します．腸管に対しては，リンの吸収を抑制します．腎臓に対しては，Caとリンの再吸収を抑制しますので，高Ca尿症，高リン尿症が生じます．セカンドメッセンジャーはcyclicAMPになっています．

第2部 水・電解質異常を克服する！

part 3 カルシウムとリンのバランス

4. 骨や血中でのカルシウムの動きは？

1 骨へのカルシウムの移動は？

　骨の回転は骨芽細胞と破骨細胞のバランスで決定されます．

　破骨細胞の起源：マクロファージ系であり，M-CSF（マクロファージ・コロニー刺激因子）の作用が重要であることがわかりました．疾患としては，大理石病があります．大理石病は，遺伝的にM-CSFが不足（欠損）していて破骨細胞が機能しないために，骨塩量が増加して，X線でも白くみえます．一見すると大理石のように硬そうに思われますが，実際にはもろく骨折を起こします．大理石病の患者にM-CSFを投与すると劇的に改善します．すなわち，骨の強度を維持するためには，骨芽細胞と破骨細胞が常にバランスよく代謝・回転していることが重要になります．

　さらに最近の知識では，破骨細胞が骨を溶かすメカニズムには，クロライドチャネル（Clチャネル）が重要であることがわかりました．

> **サイドメモ　クロライドチャネルは9種類**
>
> 　クロライドチャネル（ClC）は，哺乳類では9種類が知られています．
> 　細胞膜には，ClC-1，ClC-K1，K2があります．細胞内膜としてのエンドソームには，ClC-3，4，5があります．ClC-5の異常によってDent病が発症します．また，リソソーム膜内のClC-7の異常によって大理石病が生じます．詳細は不明ですが，破骨細胞の機能異常と考えられます．

サイドメモ　進化の段階とカルシウム代謝

　カルシウム・リン代謝とカルシトニン，ビタミンD₃，PTHの関係を並べてみますと違いがよくわかります（表16）．進化の過程で，骨量を増やして神経細胞の周囲に蓄積させることで脊椎動物が出現してきました．このときには，カルシウム・リンを組織に沈着させるようにホルモン系が作動したと思われます．しかも，セカンドメッセンジャーは，cyclicGMPであることが予想されます．実際に，ANPあるいはNOによって生じるcyclicGMPによって骨芽細胞が増殖することが報告されています．カルシトニン，ビタミンD₃，PTHより最も原始的な骨代謝物質が存在するはずですが，現時点でも同定されていません．もしかすると動脈硬化症などに関連しているかもしれません．皆さんで探してください．

表16 ● ホルモンと骨量

	未同定の 骨代謝物質	カルシトニン	Vit D₃	PTH
腸管				
カルシウム	吸収	影響ない	吸収	Vit D₃を介して
リン	吸収	吸収抑制	吸収	Vit D₃を介して
骨				
カルシウム	沈着	遊離抑制	吸収	吸収
リン	沈着	遊離抑制	吸収	吸収
腎臓				
カルシウム	再吸収	再吸収抑制	再吸収	再吸収
リン	再吸収	再吸収抑制	再吸収	再吸収抑制
セカンド・ メッセンジャー	cGMP	cAMP	なし	cAMP
進化の段階	骨の形成 脊椎動物 ANP or NO	魚類	両生類	哺乳類

2 血中カルシウム値の補正式とは？

　血中Caの40%は，アルブミンと結合し，50%は遊離しています．約10%はアルブミン以外（重炭酸イオン，リン酸イオン，酢酸イオン）と結合し

ています．検査では，結合型と遊離型を区別して測定することはなかなか困難ですので，両者をまとめて測定しています．もし，ネフローゼ症候群などで血中アルブミン値が低下しますと，総Ca値も低下しています．しかし実際に作用しているのは，遊離Caですので，補正する必要があります．

補正Ca値 ＝ 実測Ca値 ＋｛4.0 － 血清アルブミン（g/dl）｝ です．

結合型と遊離型Caのバランスとしては，pHが0.1上昇すると，遊離型Ca濃度は，0.16 mg/dl 低下します．

第2部 水・電解質異常を克服する！

part 3　カルシウムとリンのバランス

5. 血清リン濃度はいくらか？

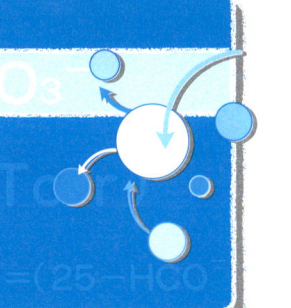

1 細胞内で重要な役割：リン

　リンは，電解質のなかでは比較的地味な存在です．しかし，細胞内では，リン酸を形成し，アデノシン3リン酸（ATP）あるいはグアニン3リン酸（GTP）として重要な役を担っています．生体内では，リンの80～85％は骨に存在します．また血清中では，85％が遊離イオンとして存在し，約15％はタンパク質に結合しています．血清リン濃度は，2.5～4.5 mg/dlになります．

2 消化管でのリンの吸収

　十二指腸と空腸の腸管刷子縁側に存在するNa-P共輸送体（NPT2）が重要です．Naの細胞内外での電位差を利用した共輸送体です．すなわち腸管側のNa濃度（食事中のNa量）に依存しています．1日1,000 mgのリンが食物中にあると，700 mgが腸管から吸収されます．また，300 mgが便中に排泄されます．すなわち差し引き400 mgが体内に入ると考えられます．

3 食物中のリン

　タンパク質1.0 gには，約15 mgのリンが含まれています．日本人の1日の平均的なタンパク摂取量は，男性で80 g，女性で70 gですので，約75 gを摂取しています．すなわち，75 × 15 ＝ 1,125 mgに相当します．おおよそ，1日1,000 mgと考えるとよいでしょう．食事中のタンパク質を減らすことは，リンの摂取量を減らすことにもなるのです．

　腎不全になると，腎からのリンの排泄量が低下しますので，血中リン値が上昇します．これによって血清Ca値が低下します．さらに腎機能が低下するとビタミンD_3の活性化が障害されますので低Ca血症になります．腎

不全では，リンの総量が少なく，さらに，リンよりCa含有量の多い食物が理に適っています．

3 腎でのリンの排泄，再吸収

血清中の遊離リンは，糸球体を通過します．1日に原尿として144 l → 1,440 dl が濾過され，その中に3.0 mg/dl のリンが含まれますので，総量4,320 mgが喪失します．**尿細管での再吸収は血清リン値が6.0 mg/dl で頭打ちになり再吸収できなくなります．**

4 血中でのCa値×リン値は一定

血中のCa値が上昇すると，血中リン値は低下します．一方，血中Ca値が低下すると，血中リン値は上昇するように変動します．両者の積が大きいと組織にCaが沈着しやすくなります．

第2部 水・電解質異常を克服する！

part 3 カルシウムとリンのバランス

6. カルシウム・リン異常にどのようにアプローチするか？

次のステップで進めることを心がけましょう．

1）経口摂取量を推測しよう
2）血清Ca値を補正しよう
3）血中でのCa値×リン値をチェックしよう
4）尿中K排泄量，尿中Na，Cl排泄量を評価しよう
5）骨の状態を評価しよう
6）PTH，ビタミンD_3，カルシトニンを評価しよう

memo

演習問題 22

症　例：32歳の女性．全身性エリテマトーデスで外来通院中．定期検査で，TP 8.5 g/dl，Alb 4.7 g/dl，Na 143 mEq/l，K 3.7 mEq/l，Cl 108 mEq/l，Ca 11.7 mg/dl，iP 2.2 mg/dlであった．最近，筋力の低下，イライラ感が持続している．

問　題

❶ 血清Ca値の補正は？

❷ 血清Ca値，リン値をどのように評価するか？

❸ 必要な検査は？

❹ 治療をどうする？

解答・解説

❶ 血清Ca値の補正は？

血清アルブミン値が4.7 g/dlであり，4.0 g/dl以上なので補正は必要ありません．

❷ 血清Ca値，リン値をどのように評価するか？

血清Ca値が上昇し，血清リン値が軽度低下しています．血清Ca値×リン値 = 25.74 mg^2/dl^{2}になっています．

❸ 必要な検査は？

副甲状腺機能亢進症を疑い，PTHを測定する必要があります．それと同時に画像検査（CT検査，超音波検査）が必要になります．この患者では，右下方に8 mm大の副甲状腺腫瘍がありました．手術を予定している間に，尿路結石発作がありました．

❹ 治療をどうする？

手術を行います．

米国では，10万人あたり年間50例の発生があります．すなわち1万人あたり5人ということになります．1日40人の新しい患者が来る病院では，1カ月で800名になります．12カ月で9,600人になります．このような規模の病院では，年間4名くらいの副甲状腺機能亢進症の患者が発見されるということになります．そのように考えますとまれな疾患ではなさそうです．

サイドメモ　副甲状腺機能亢進症の症状

1. 高Ca血症による症状：イライラ感，多飲多尿，筋力低下
2. 高Ca尿症に関連する症状：尿路結石，血尿，疼痛
3. 骨軟化による症状：病的骨折

演習問題 23

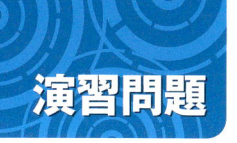

症　例：55歳の女性．5年前に甲状腺癌のため甲状腺全摘術を受けている．その後，ビタミンD製剤を使用中であった．最近，肩こり，頭痛があり近医を受診したところ，高血圧の診断で，サイアザイド利尿薬が処方された．1週間内服したことから嗜眠傾向となり，救急外来を受診した．
TP 8.8 g/dl，Alb 4.4 g/dl，Na 140 mEq/l，K 4.4 mEq/l，Cl 105 mEq/l，Ca 14.0 mg/dl，iP 3.5 mg/dl

問　題

❶ 血清Ca値の補正は？

❷ 血清Ca値，リン値をどのように評価するか？

❸ 病態は？

❹ 治療をどうする？

解答・解説

❶ 血清Ca値の補正は？

血清アルブミン値が4.4 g/dl（>4.0）ですので，補正は必要ありません．

❷ 血清Ca値，リン値をどのように評価するか？

血清リン値は正常範囲内ですが，血清Ca値が上昇しています．高Ca血症によって嗜眠傾向になったものと思われます．

❸ 病態は？

臨床経過から，甲状腺全摘術の際に，副甲状腺も摘出したために低Ca血症が生じていたと思われます．そのためにビタミンD製剤を使用していました．安定して使用していましたが，サイアザイド系利尿薬を高血圧に対して使用した後から具合が悪くなっています．サイアザイド系利尿薬は，遠位尿細管でCaの再吸収を亢進させ，尿中Ca排泄量を低下させます．そのため血清Ca値は上昇します．

❹ 治療をどうする？

原因は，サイアザイド系利尿薬とビタミンDの併用によるものですので，投薬を中止し，大量の生理食塩液での洗い出し，フロセミド（ラシックス®）によって尿中Ca排泄量を増加させます．カルシトニンやビスフォスフォネート製剤を投与します．

サイドメモ 高Ca血症の影響

1. **腎不全**：輸入細動脈が収縮することが原因とされていますが，糸球体濾過量が低下するために排泄量が減少してさらに高Caになると考えられています．
2. **脱水**：血清Ca値が高いのにさらに尿細管でのCa再吸収が亢進し，尿の濃縮力が低下し，さらに脱水が加速されます．悪循環になります．

サイドメモ 高Ca尿症にサイアザイド系利尿薬

尿中Ca排泄量が多い人で尿路結石を起こしやすい人がいます．高Ca尿症と呼んでいますが，このような場合には，サイアザイド系利尿薬が有用です．

クリアしたら ✓
23

演習問題 24

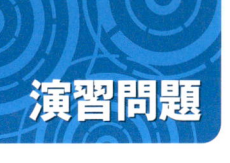

症　例：30歳の男性．生後2〜3カ月頃から痙攣発作があり，発達遅延と診断されていた．25歳頃に大発作があり，その後，近くの精神科から抗てんかん薬を処方されていた．最近，上肢の挙上困難があり受診した．
TP 8.2 g/dl，Alb 4.6 g/dl，Na 146 mEq/l，K 4.1 mEq/l，Cl 103 mEq/l，Ca 3.7 mg/dl，iP 6.1 mg/dl
血液ガス分析：pH 7.42，PaO$_2$ 89 Torr，PaCO$_2$ 41 Torr，HCO$_3^-$ 26.0 mEq/l

問　題

❶ 血清Ca値の補正は？

❷ 血清Ca値，リン値をどのように評価するか？

❸ 病態は？

❹ 治療をどうする？

解答・解説

❶ 血清Ca値の補正は？

Albは4.6 g/dl（>4.0）ですので，血清Ca値は補正の必要はありません．

❷ 血清Ca値，リン値をどのように評価するか？

Ca 3.7 mg/dlは極端に低下し，iP 6.1 mg/dlは上昇しています．PTHが低下している可能性があります．

❸ 病態は？

生後2〜3カ月頃から痙攣発作があったことから，先天性低カルシウム血症をきたす疾患が考えらます．原発性副甲状腺機能低下症の可能性が高くなります．PTHを測定して低下していれば，診断できます．もし基準値内であれば，PTHが存在しても機能していないことを意味します．その際にはPTHを投与して尿中cyclicAMPが増加しない場合は，PTH受容体の障害が考えられます．その場合，偽性副甲状腺機能低下症と呼んでいます．

❹ 治療をどうする？

PTHが低下していても，PTHを投与する治療は行いません．ビタミンDを投与してカルシウムの腸管からの吸収量を増加させ血中カルシウム値を正常化させます．

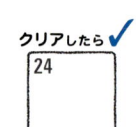

演習問題 25

症　例：80歳の男性．上気道炎症状があり，発熱が3日間持続し食欲不振も出現したために，近医から紹介入院となった．胸部単純X線写真で，右下肺野に浸潤影を認めた．TP 6.8 g/dl，Alb 3.5 g/dl，Na 135 mEq/l，K 3.7 mEq/l，Cl 103 mEq/l，Ca 8.5 mg/dl，iP 1.3 mg/dl．
血液ガス分析：pH 7.50，PaO$_2$ 60 Torr，PaCO$_2$ 32 Torr，HCO$_3^-$ 25 mEq/l

問　題

❶ 血清Ca値の補正は？

❷ 血清Ca値，リン値をどのように評価するか？

❸ 酸塩基平衡は？

❹ 病態は？

❺ 治療をどうする？

解答・解説

❶ 血清Ca値の補正は？

Alb 3.5 g/dl（＜4.0）ですので，血清Ca値は補正が必要です．
補正血清Ca値 ＝ 8.5 ＋（4.0 － Alb）＝ 8.5 ＋（4.0 － 3.5）＝ 9.0 mg/dl であり，基準値内です．

❷ 血清Ca値，リン値をどのように評価するか？

補正Ca 9.0 mg/dlですが，iP 1.3 mg/dlと低下しています．

❸ 酸塩基平衡は？

pH 7.50でアルカレミアがあります．$PaCO_2$ 32 Torr，HCO_3^- 25 mEq/l ですので呼吸性アルカローシスと判断されます．

$A-aDO_2$ ＝ 150 －（$PaCO_2$/0.8）－ PaO_2 ＝ 150 － 40 － 60 ＝ 50と拡大しています．拡散障害型の呼吸不全が存在し，急性呼吸性アルカローシスが生じています．

❹ 病態は？

体液中のCO_2は，細胞膜を容易に通過しますので呼吸性アルカローシスでは，細胞内pHが上昇し，アルカリに傾きます．そうなるとphosphofructokinase活性が亢進し，解糖が促進されます．解糖が促進されると肝臓と骨格筋で炭水化物のリン酸化反応が増大します．細胞内へのリンの取り込みが増加するために低リン血症が生じます．

❺ 治療をどうする？

肺炎・呼吸不全に対する治療を行い軽快しました．

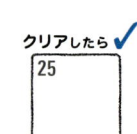

第3部 輸液療法を実践する！

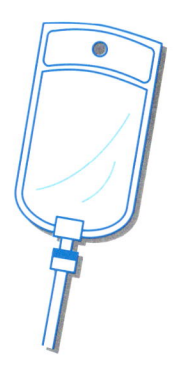

第3部 輸液療法を実践する！

1. 体液量の分布と増減についておさらい

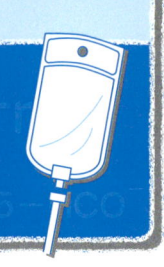

❶ 体液量の分布は？

何度も出てきましたが，健常人の体液の分布を思い出してみましょう（図29）．

体液量は体重の約60％です．40％が細胞内に存在し，15％が細胞外の組織，5％が血管内と覚えましょう．体液量の分布は40：15：5＝8：3：1の比率になります．体重60 kgの男性がいたとします．その人の体液量は，60×0.6＝36 lになります．36×8/12＝24 lが細胞内に存在し，36×3/12＝9 lが細胞外の組織に存在し，36×1/12＝3 lが血管内に存在することになります．

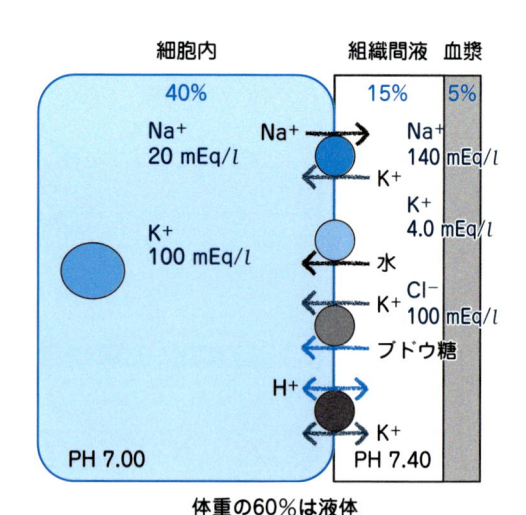

図29●細胞内液と外液の電解質濃度とpH

2 体液量の増減が意味することは？

　細胞外液量が増加した状態を浮腫と呼んでいます．手で押すと窪みができます．これをpitting edemaと呼んでいます．60 kgの体重の人が63 kgに増加して浮腫がみられたとします．すなわち3 kgの体液が過剰になっているわけです．通常，「3 l の水が溜まった」と言っていますが，実はこのことは不正確なのです．実際には，純粋な水ではなく3 l の生理食塩液が溜まったと考えるべきなのです．すなわち，3×9＝27 gの食塩（塩分）が過剰であると判断しないといけないのです．その治療として，塩分を体外に排泄するために利尿薬（フロセミド）あるいはhuman ANP（hANP）を使用します．逆に3 kgの体重減少があった場合には，3 l の生理食塩液が減少したことを意味しています．もし純粋な水が体内から3 l 喪失したとしたら，電解質，血液が濃縮されることになります．

3 脱水（dehydration）と体液量減少（volume depletion）の違いは？

　わが国では，脱水症という用語を混乱して使用しています．欧米では，脱水（dehydration）は，血漿浸透圧が上昇（特に高Na血症）のために細胞内から細胞外へ水が移動することによって，「細胞内の水分が欠乏すること」を指しています．逆に，血漿浸透圧が低下して水が細胞内に移動することを水中毒と呼んでいます．一方，体液量減少（volume depletion）は，主に細胞外液量の減少を意味しています．このような状態では，以下のような徴候があります．

1）血　圧

　平均動脈圧が60 mmHg以下に低下した状態をショック状態と呼んでいます．その場合に循環血液量が減少しているかどうかをすばやく判断する必要があります．

2）皮膚ツルゴールの評価（スカーフ現象）

　前腕や大腿伸側の皮膚をつまみ引っ張り，手を離したときにテント状のままに戻りにくいという徴候です．高齢者では，前頭部が指標になります．

3）Capillary refilling time（毛細血管再充満時間）

中指の爪を 5 秒間押して，圧迫を解除すると白くなった爪床が 2 秒以内に紅潮を帯びますが，体液量の減少があると 2 秒以上に遅延します．感度 34％，特異度 95％，陽性尤度比 6.9 とされています．

4）Tilt test（チルトテスト）

2 分間座位を保ち，心拍数と血圧を測定します．その後，1 分間立位を保ち心拍数と血圧を測定します．心拍数が，30/分以上あるいは血圧が 20 mmHg 以上低下する場合に陽性であると判断します．体液量減少の感度 97％，特異度 96％，陽性尤度比 24.3 であるとされています．

第3部　輸液療法を実践する！

2. 輸液剤の浸透圧を計算してみよう

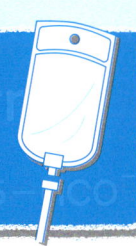

1 生理食塩液の浸透圧はいくらか？

　生理食塩液は，0.9％ですので，1,000 ml中に9 gのNaClが存在します．NaClの分子量は，58.5ですので，9 gは，9/58.5＝0.154 molになります．すなわち，生理食塩液には，NaClが0.154 mol/l＝154 mmol/l含まれています．NaClは，水に溶けると電離しますので，その電離が100％であるとすれば，Naイオンが154 mmol，Clイオンが154 mmol存在しますので，分子数は，308 mmol/lになります．すなわち浸透圧は，308 mOsm/l→308 mOsm/kg H$_2$Oとなります．

2 5％ブドウ糖液の浸透圧はいくらか？

　5％のブドウ糖溶液1,000 ml中には，ブドウ糖は50 g存在します．ブドウ糖の分子量は180ですので，50/180＝0.278 molになります．すなわち0.278 mol/l＝278 mmol/lになります．ブドウ糖は電離しませんので，そのままの分子数になります．すなわち浸透圧は，278 mOsm/l→278 mOsm/kg H$_2$Oになります．

　正常の血漿浸透圧（細胞内外の浸透圧）は，290 mOsm/kg H$_2$O前後ですので，生理食塩液はやや浸透圧が高め，5％ブドウ糖液は，やや低めに設定されています．

第3部　輸液療法を実践する！

3. 輸液剤はどこに分布するのか

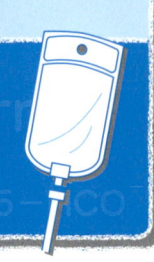

1 生理食塩液を投与するとどこに分布する？（図30）

　　　生理食塩液を2,000 ml血管内に投与したとします．そうすると，生理食塩液の浸透圧は，308 mOsm/kg H$_2$Oですので，一時的に水は，細胞外組織から血管内に移動しますが，その後，均等になったときから血管外に拡散していきます．しかし，細胞内にNaイオンが入っても細胞外に排除されますので，生理食塩液の分布は，細胞内：細胞外組織：血管内＝0：3：1に分配されます．2,000 ml投与されると，0：1,500：500の率で分配されることになります．すなわち，細胞外組織に1,500 mlで血管内に500 ml貯留することになります．細胞外液量あるいは血管内液量（循環血液量）を増加させたいときには，生理食塩液（電解質溶液）を使用します．

2 5％ブドウ糖液を投与するとどこに分布する？（図30）

　　　5％ブドウ糖液を2,000 ml血管内に投与したとします．5％ブドウ糖の浸透圧は，278 mOsm/kg H$_2$Oですので，水は，血管内から細胞内（290 mOsm/kg H$_2$O）に向かってに移動します．さらにブドウ糖は，インスリンの作用によって細胞内に取り込まれ，最終的に二酸化炭素と水とATPになります．すなわち，細胞内：細胞外組織：血管内＝8：3：1の割合で分配されます．血管内には2,000 ml/12＝167 mlになりますが，細胞内：細胞外組織：血管内＝167×8：167×3：167×1に分配されます．すなわち，投与した5％ブドウ糖液の8/12＝67％は，細胞内に移行します．細胞内に水を投与したいときには，5％ブドウ糖液を使用します．

＜生理食塩液 2,000 ml投与＞
体液量　体重の60％

　　　　　細胞内　　組織間　血管内
　　　　　40％　　　15％　　5％

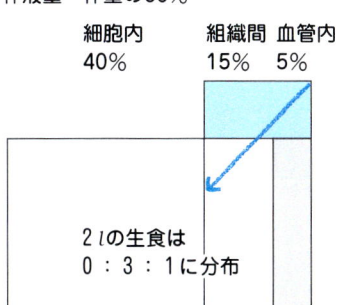

2 lの生食は
0：3：1に分布

500 mlが血管内

＜5％ブドウ糖液 2,000 ml投与＞
体液量　体重の60％

　　　　　細胞内　　組織間　血管内
　　　　　40％　　　15％　　5％

2 lのブドウ糖液は
8：3：1に分布

167 mlが血管内

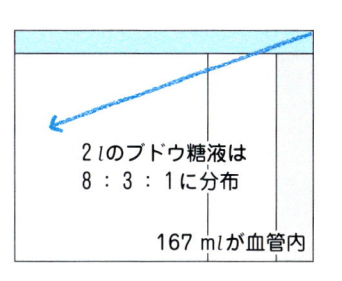

図30●生理食塩液と5％ブドウ糖液の投与時の分布

第3部　輸液療法を実践する！

3．輸液剤はどこに分布するのか

第3部　輸液療法を実践する！

4. リンゲル液, ハルトマン液, 維持液とは何？

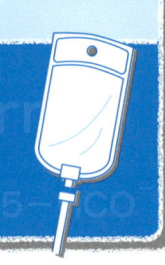

1 リンゲル液, 乳酸リンゲル液（ハルトマン液）とは何？

　　生理食塩液は, 0.9％のNaCl溶液です.

　　リンゲル液は, 1883年, Sydney Ringerが魚の収縮筋細胞と皮膚細胞においてNa, Cl, K, Caの適切な濃度を報告しました. しかし, このデータは長い間振り向きもされませんでした. 1900年以降に第一次世界大戦が勃発して, 外傷者が多数出て有用性が確認されました.

　　1932年Alexis Hartmannが, リンゲル液を大量に使用すると, 血中のHCO_3^-が希釈されるために代謝性アシドーシスが生じることを報告し, これを防止するために乳酸を添加しました. 投与された乳酸は, 細胞内に移動しHCO_3^-に代謝され, HCO_3^-濃度を上昇させます. この溶液をハルトマン液と呼んでいます. 乳酸の代わりに酢酸リンゲルも存在します. 乳酸は肝臓, 心筋にあるLDHの作用によってHCO_3^-に変換されますが, 酢酸は, 筋肉で代謝されることから肝不全, 心不全でも使用することができます.

2 ソリタ®, KN®, フィジオ®などの維持液とはどのような液ですか？

●1号液

　　1日投与量を2,500 ml（500 mlを5本）として, 3本を生理食塩液（電解質溶液）, 2本を5％ブドウ糖液を投与するとして, 一旦, 全部を混合して, 再度5分割にした溶液に相当します. 5％ブドウ糖液は電解質を含まない水であると考えると, すなわち電解質溶液が, 60％に薄められた溶液とみなすことができます. Kは含まれていません.

● 2号液

　電解質溶液が約50％に薄められた溶液とみなすことができます．ただし，Kが含まれています．

● 3号液

　電解質溶液が約30％に薄められた溶液とみなすことができます．これにもKが含まれています．

● 4号液

　電解質溶液が約25％に薄められた溶液とみなすことができます．ただし，Kは含まれていません．

　以上の維持液の浸透圧は，生理食塩液の浸透圧は，308 mOsm/kg H_2Oですし，5％ブドウ糖液の浸透圧は，278 mOsm/kg H_2Oです．これらの混合液ですので290 mOsm/kg H_2O近辺になります．ほぼ血漿浸透圧と同じです．

　腎機能低下が予測される場合は，Kを含有していない1号液か4号液を使用します．細胞外液量を増加させたいときは，生理食塩液（電解質溶液）を使用し，細胞内に水を投与したいときには，5％ブドウ糖液を使用することが原則ですので，どの部分に水を補給したいのかを考えて，輸液剤を選択することになります．

　もし，維持液が手近にない場合は，生理食塩液と5％ブドウ糖溶液，Ca製剤とK製剤を組み合わせて自分で作成すればいいわけです（結構優秀な研修医です）．

　もし，研修医が，「最初は，1号液でスタートし，その後，2号液，3号液，4号液と順番に投与する」とオーダーしたら，「一体，君は体液をどのようにしたいのか？」と指導医に怒られてもしかたがないでしょう（私は，弁護できません）．

> **サイドメモ　2分の1生理食塩液（half saline）**
>
> 　生理食塩液（浸透圧 308 mOsm/kg H₂O）を同量の蒸留水で薄めるとできます．だだし，浸透圧は半分の154 mOsm/kg H₂Oですので，高浸透圧性脳症では使用することもありますが，急激に浸透圧が低下すると，水が急速に組織，特に脳に移行して脳浮腫が生じる危険があります．
>
> 　1号維持液，2号維持液でも電解質の投与量は2分の1生理食塩液と同じですが，維持液の浸透圧は290 mOsm/kg H₂Oに調整されていますので，高浸透圧血症でもむしろ安全です．もし血漿浸透圧が430 mOsm/kg H₂Oくらい高い状態では，生理食塩液（308 mOsm/kg H₂O）でも十分低下させることができます．

第3部 輸液療法を実践する！

5. 投与速度をどのように決定しますか？

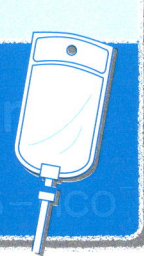

1 尿中排泄量（1時間あたりの排泄速度）を考えよう

腎機能が正常であれば塩分や水分が大量に投与されても，尿への排泄量を調節することによって，特に問題は生じません．しかし，腎機能が低下していると塩分と水分の排泄に十分注意しないといけません．投与量を考える際には，常に尿中への排泄量・排泄速度に注目することがコツになります．

2 水分量

1日尿量を1,440 mlとすると，**1分間に1 ml**になります．この数字を記憶しておきましょう．臨床現場では重要になります．すなわち1時間当たりの尿量（60 ml）を基準にすることによって，尿量の過剰・不足が1時間あるいは2時間で判断することができるようになります．尿量の減少（乏尿，無尿）を判断するには，1日待って判断してはいけません．時間尿量で評価する習慣をつけましょう．

3 ナトリウムの排泄量

塩分（NaCl）1 gの中には，Naが17 mEq含まれています（1,000 mg/58.5＝17 mmol＝17 mEq）．通常，1日の経口摂取量が10 gであると，同量が尿に排泄されます．すなわち170 mEqのNaが尿中に排泄されることになります．1時間あたり170/24 → 約7 mEqの排泄量になります（表17）．

4 カリウムの排泄量

Kの1日排泄量は，40〜80 mEqですから，1時間あたり1.7〜3.4 mEq（60 mEq/24＝約3 mEq）になります．

表17 ● NaとKの尿中排泄量

	尿量（水分量）	Na排泄量	K排泄量
1日量（24時間）	1,440 ml	170 mEq	40〜80 mEq
1時間	60 ml	7 mEq	3 mEq
5時間	300 ml	35 mEq	15 mEq

　尿中排泄量・速度にあわせて投与するとインアウトのバランスがおおまかに維持されています．すなわち，Na 7 mEq/時間，K 3 mEq/時間（5時間でNa 35 mEq，K 15 mEq）が現在の体液量・組成を維持するための基本量になります．もし，水，電解質が欠乏している場合は，欠乏量を上乗せして補う必要があります．

> **サイドメモ　輸血速度の決定**
>
> 　この原則は，輸血をする場合にもあてはまります．1分間に何mlを投与したらよいのか（すなわち何滴で落下させたらよいのか）臨床現場で判断を迫られます．特に高齢者では，循環血液量も少ない人が多いですので一気に大量投与しますと心不全になります．
> 　尿量が普通であると判断した場合，輸血量200 ml/60 ml（1時間尿量）＝3時間程度かかることになります．

第3部 輸液療法を実践する！

6. 水分の補充はどうする？

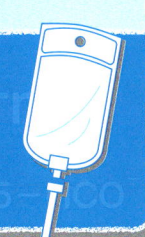

水分が不足しても蒸留水を直接身体に投与することはできませんので，5％ブドウ糖液で代用すると考えるべきです．高Na血症が存在すると高浸透圧血症になっています．水分の必要量は，（血清Na値－140）/140 → 体液の濃縮度 になります．血漿浸透圧＝2×Na＋α ですので血漿浸透圧で考えてもほぼ同じ結果になります．そこで，体液は体重の60％ですので，0.6×体重×体液の濃縮度になります．

例：体重 60 kg．血清Na値 148 mEq/lでした．水分の必要量はいくらですか？
（148－140）/140＝8/140＝0.057　体液量は，0.6×60＝36 l＝36,000 ml
36,000×0.057＝2,060 mlになります．

第3部 輸液療法を実践する！

7. ナトリウムの補充はどうする？

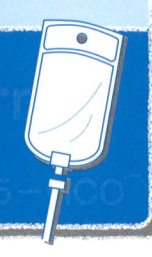

1. ナトリウムの補充速度は？

　低Na血症が存在しますと，血漿浸透圧も低下しています．神経症状が出現しますが，Na濃度によって神経症状の重症度が決まるものではありません．ゆっくり起こった低Na血症では，徐々に水が細胞内へ移動し神経細胞内液・外液でのバランスは調整されますので症状は軽微です．しかし，急激に低Na血症が生じた場合は，一気に水が細胞内に移動しますので神経症状も急激で重症化します．血清Na値120 mEq/l前後では，意識レベルも落ち着いている場合が多いので，この近辺を治療の目標にしています．140 mEq/lを目標値にすると過剰治療になり神経細胞の萎縮から脱落が生じます〔橋中心髄鞘崩壊症：central pontine myelinolysis（CPM）〕．

1）急速に発症した場合（48時間以内）

　目標Na値を130 mEq/l前後におく．1時間あたり1〜2 mEq/lの上昇速度としますが，1日でのNa値の上昇の速度は，10 mEq/l以内にします．

2）慢性経過の場合（72時間以上：発症時期不明の場合は慢性として扱います）

　目標Na値を120 mEq/lにおきます．1時間あたり1 mEq/lの上昇速度とします．やはり1日でのNa値の上昇速度は，治療開始当日は，8 mEq/l以内にします．

2 10％の食塩液を使って補正してよいのですか？

10％というと10 ml中に1 gの食塩（NaCl）が入っています．1 gの食塩中に17 mEqのNaが存在しますので，10 ml＝0.01 lですので，1 lでは1,700 mEqが存在することになります．浸透圧も0.9％で308 mOsm/kg H$_2$Oですので，3,422 mOsm/kg H$_2$Oになっています．これは，あまりにも高浸透圧で危険ですので，**直接生体に投与することはできません**．

3 どのようにして高張食塩液を作り，どのように補正するのですか？

500 mlの生理食塩液から120 mlを抜き取ります．残りの380 ml（0.9％）に10％食塩液を120 ml加えます．（380×0.009＋120×0.1）/500（％）＝3.1％食塩液ができます．浸透圧は，およそ1,060 mOsm/kg H$_2$Oになります．

Na補正については，3％食塩液とフロセミドを投与し，1時間ごとに血清Na値を測定し，上昇速度を調整する必要があります．フロセミドを投与すると1号液と同じ塩分濃度（約60％の塩分濃度）の尿が排泄されます．

サイドメモ　橋中心髄鞘崩壊症：
central pontine myelinolysis（CPM）

低Na血症の急速補正に伴い生じます．補正によって一時的に意識レベルは回復しますが，その後，意識低下，嚥下障害，運動障害，痙攣が生じます．脳橋にMRIのT1強調で低信号，T2強調で高信号（図31）となる脱髄所見が認められます．

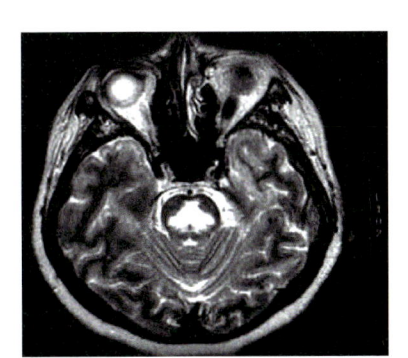

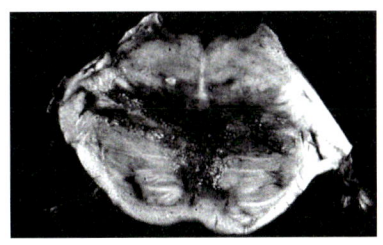

図31●橋中心髄鞘崩壊症のMRI T2像（左），剖検所見（右）

第3部　輸液療法を実践する！

7．ナトリウムの補充はどうする？

第3部　輸液療法を実践する！

8．カリウムの補充はどうする？

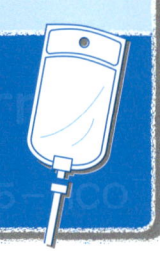

1 カリウムの補充速度は？

1）投与するKの濃度

　　1日のKの尿中排泄量は，40〜80 mEqです．1時間あたりに換算しますと1.7〜3.4 mEq/時間になります．1日1,500 mlの輸液を行うとすれば，500 mlあたり20 mEq投与すればよいことになります．すなわち1 lあたり40 mEq（40 mEq/l）を上限として考えます．ケーシーエル® 1アンプル40 mEqですので，0.5アンプルに相当します．またアスパラK®であれば，1アンプル10 mEqですので，2アンプルになります．K濃度は40 mEq/lは，40 mOsm/kg H_2O の浸透圧が上昇することを意味しています．血管痛，血管炎が生じる可能性があります．

> **ルール13**
> カリウム投与は40 mEq/l濃度を上限とする

2）欠乏量の推測

　　血液pHと血清K値から体内の総K欠乏量が推測できます．ただし，細胞内のK量が血中の25倍もあるために，血中濃度から正確な欠乏量を計算することは不可能です．あくまでも推測である点に注意してください．

血液pH	7.10	7.20	7.30	7.40	7.50	体内総K欠乏量
血清K値	5.5	5.0	4.5	4.0	3.5	0 mEq
血清K値	5.0	4.5	4.0	3.5	3.0	100 mEq
血清K値	4.5	4.0	3.5	3.0	2.5	200 mEq
血清K値	4.0	3.5	3.0	2.5	2.0	400 mEq

例えば，pH 7.40のときに，血清K値が，3.0 mEq/*l* であったとします．そうすると，約200 mEqのKが欠乏しています．200 mEqを1日で補充するとなると，ルール13に当てはめると，輸液量は200/40＝5 *l* となります．すなわち5 *l* の輸液量が必要であることを意味しています．現実的には，1日尿量1,440 m*l* でその2倍に増量しても2,880 m*l* ですので，3 *l* 以内が常識的範囲です．すなわち現実的に1日で投与できる総量は，200 mEq×3/5＝120 mEq程度になります．

> **ルール14**
> 体内総K欠乏量を推測するが，最大1日投与量は120～150 mEq

3）K製剤の輸液の速度

もし，アスパラK® (10 mEq) をワンショットで静脈内に投与しますと，血管内液量は，2～3 *l* ですのでK濃度は10/2＝5 mEq上昇することになります．一気にこれくらい上昇すると，高K血症による不整脈が生じて心停止に陥ります．

実際の投与のしかたでも，500 m*l* の溶液に20 mEqのアスパラK®あるいはケーシーエル®を追加して，1時間で落下させます．すなわち20 mEq/時間で投与することが最大速度と考えます．

> **ルール15**
> 20 mEq/時間で投与することが最大速度

表18 ● インスリン使用時のカリウム補充

血清K値（mEq/*l*）	K補充量（mEq/時間）
<3.5	30
3.5～4.4	20
4.5～5.5	10
>5.5	0

8．カリウムの補充はどうする？

2 例外はないの？

インスリン投与時には，細胞内にKが急激に移行しますので，低K血症が進行します．そのため**K投与量は大きくなります**．血清クレアチニン値が2.0 mg/dl未満では，腎機能は30 ml/分以上と考えられます．この場合には，表18が目安になります．腎機能が30 ml/分以下に低下しているこの場合は，K＜3.5のときに，1時間あたり10 mEqで補充します．ただし，1時間ごとに血清K値を測定して調整しながら投与することが基本になります．

第3部　輸液療法を実践する！

9. 輸液投与量をどのように決定するか？

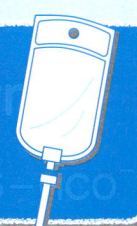

1 水分欠乏量の推定

　　水分欠乏量は，体重の減少量で推測できます．または，水分量が減少すると血液は濃縮されますので（血清Na値－140）/140で計算できます．その値に体液量（男性：体重×0.5，女性：体重×0.4を使用していますが）を掛けると欠乏量が推測できます．0.5がよいのか0.4がよいのか，0.6がよいのか決定されているわけではありません．簡単には，0.6で統一しておくと理解しやすいかもしれません．最終的には，投与量に安全係数をかけてゆっくり補正することが原則になりますので，細かい数字は誤差範囲になります．

2 維持水分量の推定

　　維持水分量＝尿量＋不感蒸泄量＋便の水分－代謝水　で計算されます．
　　不感蒸泄量＝15 ml/kg体重/日
　　便の水分＝100 ml/日
　　代謝水＝5 ml/kg体重/日

> 例：体重60 kgの男性．
> 維持水分量＝前日尿量＋900 ml＋100 ml－300 ml＝前日尿量＋700 ml
> となります．

3 不感蒸泄量，排泄量の補正

　　発熱：体温1℃の上昇で不感蒸泄量は100 ml/日程度増加します．
　　発汗，下痢，嘔吐：
　　軽症では，500 ml

中等症では，1,000 ml

重症では，1,500 ml として計算します．

4 経口摂取水分量

以上から輸液量を計算します．

輸液量＝安全係数×水分欠乏量＋維持水分量＋維持量の補正－経口摂取水分量

安全係数は1/2あるいは1/3（0.3〜0.5）になります．すなわち1日で一気に補正することはむしろ生体にとっては危険ですので，2日あるいは3日かけて補正することを意味しています．

すなわち，最初に決定した輸液メニューの効果を評価しながら，投与量を微調整する態度が重要です．最終的には，輸液をいつどのように中止するかを決定します．

サイドメモ　「バランスシート」と「どんぶり勘定」

摂取量，投与量，代謝産生量をインプット量とします．アウトプット量としては，便排泄，尿排泄，発汗などによって体外への排泄量を指します．両者が等しければ，バランスがとれていることになります．ただし，体内の総量が不足している場合は，欠乏量を補充しないといけません．この点がやや複雑に感じる点です．

バランスシートが重要になる場面を考えてください．尿排泄が低下した状況では，インプットを調整する必要がでてきます．逆に腎臓機能が正常で尿量も十分ある場合は，過剰なものはすべて尿に排泄されて自然に調節されますので，インプットに気を使って輸液を行ったりする必要性は低いのです．このような点で，多くの外科系の先生が行っている「どんぶり勘定」で間に合っているのです．

しかし，すべての症例で「どんぶり勘定」が成り立つわけではありません．高齢者では潜在的に腎機能は低下しています．また，術後に腎機能が低下している状況もあります．そのような場合に的確に輸液を行えるかどうかが，術後管理においては重要で患者の運命を左右することになります．入院してくる患者のおよそ半数は，「どんぶり勘定」の輸液でもが間に合いますが，半数は，科学的なアプローチが必要になるのです．

演習問題 26

下痢のときはどうする？

症 例：35歳の男性．午後から下痢が頻回にあり，排便後に再度便意を催すために夜間救急外来を受診した．便は米のとぎ汁様であった．
皮膚・口腔内は著明に乾燥している．平常時体重 60 kgであるが，来院時 58 kgであった．
Ht 64.5％，Na 148 mEq/l，K 3.0 mEq/l，Cl 95 mEq/l，BUN 56.0 mg/dl，Cr 1.5 mg/dl，尿酸6.0 mg/dl
動脈血pH 7.32，PaO$_2$ 89 Torr，PaCO$_2$ 32 Torr，HCO$_3^-$ 17 mEq/l

問 題

❶ 下痢の原因は何か？

❷ 状態はどうか（脱水あるいは体液量減少は？）

❸ 血液ガス分析をどう解釈するか？

❹ 治療をどうするか？

解答・解説

❶ 下痢の原因は何か？

　下痢をきたす疾患の鑑別が必要ですが，急に発症していることなどから感染症が疑われます．下痢をきたす感染症としては，コレラ，赤痢，腸チフス，病原性大腸菌などがあります．原因菌を同定する必要がありますので，便培養検査が必要です．米のとぎ汁様である場合は，コレラの可能性が高くなります．食事内容の調査，海外渡航歴を含めた病歴の詳細な聴取が重要になります．

❷ 状態はどうか（脱水あるいは体液量減少は？）

　患者の状態を評価します．体重が平常時から 2 kg 減少していることは，体液量が 2 l 不足していることを意味しています．すなわち生理食塩液 2 l が喪失したと考えるとわかりやすいでしょう．そのために，Ht 64.5％，Na 150 mEq/l と血液は濃縮しています．K は低下しています．BUN 56.0 mg/dl，Cr 1.5 mg/dl，尿酸 6.0 mg/dl と急性腎不全になりつつありますが，体液量減少による腎前性と考えられます．正確に判断するには，尿中 Na，FENa を計算する必要があります．

❸ 血液ガス分析をどう解釈するか？

　pH 7.32，からアシデミアがあり，$PaCO_2$ 32 Torr 低下，HCO_3^- 17 mEq/l 低下からは，代謝性アシドーシスと判断されます．アニオンギャップ＝148－（95＋17）＝36 と上昇しています．Na－Cl＝148－95＝51 と基準値 36 より大幅に増加していますので代謝性アルカローシスも合併しています．病態は，代謝性アシドーシス＋代謝性アルカローシスになります．ナンバー 15 を足して $PaCO_2$ になっていますので呼吸性代償は正常と判断します．

　空腸には，食事摂取量以外に唾液，胃液，膵液，腸液，胆汁など 1 日で 10 l の水分が流入します．しかし，90％は小腸で吸収され，回盲部には，約 1 l が達します．大腸でその水分の 90％が吸収されますので 100 ml が便に排泄されることになります．

　急性下痢症での治療で重要な点は，下痢の原因に対する治療と同時に，体液量減少に対する輸液を行うことになります．

　コレラは，コレラ菌に汚染された生のエビやカニの摂取によって起こります．米のとぎ汁様の大量の下痢便が特徴的です．コレラ菌による毒素が，腸上皮細胞内のサイクリック AMP を増加させ，Cl イオンと Na イオンの腸からの分泌を促進させることによって生じます．代謝性アシドーシスと低 K 血症を伴います．

❹ 治療をどうするか？

1）意識障害がなく経口摂取可能な患者：

　WHOが推奨するoral rehydration solution（ORS）が有用です．ORSは，1 l の水に対して食塩 3.5 g，クエン酸Na 2.9g，KCl 1.5 g，無水ブドウ糖 20 gまたは白糖 40 gを混ぜた溶液です．

2）意識障害のある患者：

　乳酸リンゲル液を投与します．最初の30分で30 ml/kg体重を投与しその後2.5時間で 70 ml/kg体重で投与します．もし，患者が60 kgの体重であれば，30×60＝1,800 ml を30分で投与し，その後，70×60＝4,200 ml を2.5時間で投与することになります．すなわち3時間で6,000 ml（6 l）という大量を投与することになるのです．

クリアしたら ✓
26

演習問題 27

熱傷のときはどうする？

症　例：60歳の女性．熱湯を持っていて転倒し救急外来を受診した．下腹部前面，右下腿前後，左下腿前面がⅡ度の熱傷がある．平常時体重 60 kg である．

Ht 45％，Na 148 mEq/l，K 4.8 mEq/l，Cl 100 mEq/l，BUN 30 mg/dl，Cr 1.2 mg/dl，尿酸6.0 mg/dl

動脈血pH 7.48，PaO$_2$ 90 Torr，PaCO$_2$ 32 Torr，HCO$_3^-$ 24 mEq/l

問　題

❶ 受傷面積と程度はどうか？

❷ 体液の状態はどうか？

❸ 血液ガス分析をどう解釈するか？

❹ 治療をどうするか？

解答・解説

❶ 受傷面積と程度はどうか？

　受傷面積と程度を評価します．下腹部前面（9％），右下腿前後（18％），左下腿前面（9％）大まかに36％に相当します．全部がⅡ度ではないとしても平均的にⅡ度の病変が30％以上あると判断します．

　広範囲の熱傷を受傷しますと皮膚の損傷だけではなく，血管の透過性が急激に変化し，血管外組織に血漿成分が大量に漏出します．そのため，循環虚脱と低タンパク血症が生じます．成人では，体表面積の20％以上，小児では10％以上の熱傷で容易にショック状態（熱傷性ショック）に陥ります．

❷ 体液の状態はどうか？

　Naはやや高値ですが，これは細胞外液が減少して血液が濃縮されている可能性があります．さらにK値も上昇しています．組織障害によるKの流出以外に，循環血液量の減少による腎前性急性腎不全になりかかっています．そのように考えるとBUN 30 mg/dl，Cr 1.3 mg/dl，尿酸7.0 mg/dlの軽度の上昇も説明がつきます．

❸ 血液ガス分析をどう解釈するか？

　酸塩基平衡では，pHからはアルカレミア，PaCO₂ 32 Torr低下，HCO₃⁻ 24 mEq/l 正常からは，呼吸性アルカローシスの状態です．おそらく痛みによって呼吸が刺激されている状態と判断されます．

❹ 治療をどうするか？（表19）

　必要な輸液量を計算します．その投与時間を設定します．

【輸液製剤と投与時間】
　受傷後24時間の総量
　① 4.0 ml×熱傷面積（％）×体重（kg）：
　受傷後8時間で総量の半分を投与し，次の16時間で残りの半量を投与

表19●輸液療法を開始する基準

①真皮まで達するⅡ度熱傷面積が30％以上
②Ⅲ度以上の熱傷面積が10％以上
③Ⅱ度熱傷面積が10～30％＋Ⅲ度以上の熱傷面積が2～10％
④Ⅱ度Ⅲ度の判定不能時には，熱傷面積 15％以上

この患者では，真皮まで達するⅡ度熱傷面積が30％以上ですのですみやかに輸液を行う必要があります．24時間の輸液量は，4.0×36×60＝8,640 mlが必要になります．最初の8時間で約4,000 mlの輸液が必要です．1時間に500 mlの乳酸リンゲルを投与します．8時間以降の16時間で残りの約4,000 mlを投与しますので1時間あたり250 mlになります．低アルブミン血症がみられる場合は，アルブミン製剤，新鮮凍結血漿も使用されます．血清アルブミン値で2.0 g/dl以上ないと組織浮腫が改善せず合併症を起こす危険が高まります．

演習問題 28

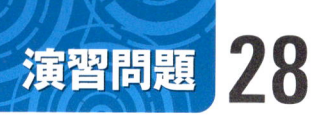

🟦 熱中症のときはどうする？

いろいろな分類法があり，混乱しています．従来の分類に従ってまとめてみます．

①Heat syncope
炎天下での直射太陽線による皮膚血管の拡張による循環血液量の低下が原因で起こる低血圧が本態です．対処法としては，涼しい場所での安静臥床と足を挙上させます．電解質溶液を投与しながら，尿量（1時間尿30〜60 ml）が得られるように調整します．

②Heat cramps
高温多湿下での労働・運動によって発汗が多量になり有痛性の筋痙攣が特徴的です．一般的には，1％食塩水（水500 mlに食塩5 g）の経口投与で軽快します．経口摂取できない場合は，生理食塩液あるいは乳酸リンゲル液を500〜1,000 ml 輸液します．しかし，大量の発汗に対して塩分を含まない水（真水）を大量に飲んでいる場合は，低Na血症になっていることがあり注意が必要です．

③Heat exhaustion
高温多湿下での運動によって発汗多量から循環不全に陥った場合を指しています．全身倦怠感，発熱がありますが，発汗のために40℃を超えることはありません．大量の発汗のために高Na血症を呈している場合と真水の補給のために低Na血症になっている場合があります．いずれの場合でも，生理食塩液あるいは乳酸リンゲル液で輸液を開始します．あるいは1号液（60％電解質溶液）を使用することもあります．輸液の速度は，10〜20 ml/kg体重/時間ですので，60 kgの体重の人では，600〜1,200 ml/時間になります．すなわち1時間で500 mlを1本あるいは2本投与することになります．

④Heat stroke
うつ熱状態が持続して視床下部の体温調節中枢が障害されて過高熱状態となり意識障害，痙攣が生じます．急速身体冷却と全身管理が必要なため集中治療室管理となります．死亡率は10〜20％です．乳酸リンゲル液あるいは生理食塩液を500〜1,000 ml/30〜60分で投与します．Swan-Ganzカテーテルを挿入し循環動態を管理します．

memo

文 献

1）飯野靖彦：酸塩基平衡．「初学者から専門医までの腎臓学入門 Primers of Nephrology」，pp 99-109，東京医学社，2005
2）S. Javaheri, et al. : Compensatory hypoventilation in metabolic alkalosis. Chest, 81 : 296-301, 1982
3）McGee, S.：Evidence-based physical diagnosis. p633, WB Saunders Company, 2001
4）Imai, H. et al. : Central diabetes insipidus due to lymphocytic infundibulo neurohypophysitis. Amer J Med, 109 : 497-499, 2000
5）「ハリソン内科学 第2版」（福井次矢，黒川 清監），メディカル・サイエンス・インターナショナル，2006
6）Mitch, W. E. & Klahr, S.：Nutrition and the kidney, Little, Brown and Company, 1988

索引

数字

2分の1生理食塩液 178
5％ブドウ糖液 173
80の法則 24

欧文

A～C

A-aDO$_2$ 44
ADH 86
AMP 125
ANP 125
Anion gap 31
AT1 125
AT2 125
ATP依存性3Na$^+$−2K$^+$交換ポンプ 17
Ca吸収 151
Capillary refilling time 83, 172
carbonic anhydrase 21
central pontine myelinolysis（CPM）
.... 183
Churg–Strauss症候群 111
Clチャネル 139, 154
CO$_2$ナルコーシス 52
cyclicAMP 125
cyclicGMP 125

D～L

dehydration 84
GMP 125
Hイオン濃度 12
half saline 178
HCO$_3^-$ 39
Hendersonの式 25, 39
IgA腎症 130
Krebs回路 19
Liddle症候群 49, 146
lymphocytic infundibuloneurophysitis
.... 95

M～S

mmHg 16
NO 125
Na−ブドウ糖共輸送体 20
Na-glucose co-transporter 20
non–pitting edema 81
pH 12, 24
pitting edema 81
PTH 150, 152
RAA系 125
Schwartz–Relman法 34
SIADH 91, 103, 108, 111
Starlingの法則 82
Stewart法 33

T〜W

- TCAサイクル 19
- Tilt test 84, 172
- Torr 16
- transtubular K gradient 126, 135
- TTKG 126, 135
- VIP 140
- Watson−Schwartz試験 105
- Wernicke（ウエルニッケ）脳症 . 58, 59

和　文

あ

- 悪性リンパ腫 95
- アシデミア 18
- アシドーシス 30
- アセチルコリン 125
- アニオンギャップ 31, 39
- アミノグリコシド系薬剤 109
- アミノ酸 29
- アルカレミア 18
- アルカローシス 30
- アルドステロン産生腫瘍 49
- アレルギー性肉芽腫性血管炎 111
- アンジオテンシンⅡ 125
- 安全係数 188
- アンホテリシンB 109
- 意識障害 100
- 一酸化窒素 125
- 遠位尿細管 67
- 塩基 12
- 塩分喪失 113

か

- 下垂体性TSH分泌不全 116
- 下垂体性尿崩症 95
- カチオンギャップ 55
- カリウム異常 128
- カリウム含有量 120
- カリウム摂取量 120
- カリウム代謝 120
- カリウムの排泄量 179
- カリウムの補充 184
- カリウムの補充速度 184
- カルシウム 148
- カルシウム代謝 155
- カルシウム・バランス 149
- カルシウム・リン異常 159
- カルシトニン 153, 164
- 肝硬変 81
- 緩衝 27
- 完全静脈栄養 58
- 気管支喘息 111
- 偽性Bartter症候群 142
- 偽性副甲状腺機能低下症 166
- 急性間歇性ポルフィリン症 104
- 急性呼吸性アルカローシス 168
- 橋中心髄鞘崩壊症 183
- 近位尿細管 64
- クッシング症候群 49
- グルコーストランスポーター 20
- クロライドチャネル 139, 154
- 血圧 83, 171
- 血液透析 54
- 結核 95
- 血管炎 111
- 血漿浸透圧 79

血清リン	157
下痢	138, 139, 189
高K血症	23
高Ca尿症	164
好酸球性血管浮腫	81
好酸球増加	111
甲状腺機能低下症	81
高Na血症	117
高齢者	98
呼吸性	30
呼吸性アシドーシス	35
呼吸性アルカローシス	35
呼吸性ニューロン	38
骨代謝	151

さ

サイアザイド系利尿薬	164
細胞外液	15
細胞内液	15
細胞膜電位	23
酢酸イオン	19
サルコイドーシス	95
酸	12
酸塩基平衡	30
シェーグレン症候群	74
シスプラチン	114
集合管	69
上皮性Na^+チャネル	146
静脈血栓症	81
浸透圧	78
浸透圧ギャップ	80
浸透圧利尿	126
腎血管性高血圧	49
腎性尿崩症	109
心不全	81

心房性ナトリウム利尿ペプチド	125
水素イオン濃度	24
水分の補充	181
水分量	179
スカーフ現象	83, 171
生理食塩液	173
セカンドメッセンジャー	149
腺癌	108
速攻型インスリン	47
ソマトスタチンアナログ	140

た

体液量	76, 81, 170
体液量減少	83, 171
代謝性	30
代償機構	33
脱水	84, 171
炭酸脱水酵素	21
チャネル	21, 63
中枢性尿崩症	94
中性	13
張力（tonicity）	80
チルトテスト	84, 172
低K血症	23
低血糖発作	100
低Na血症	117
デメクロサイクリン	108, 109
δアミノレブリン酸	105
電解質濃度	15
等電点	29
糖尿病性ケトアシドーシス	46, 100, 133
糖尿病性高浸透圧脳症	100
投与速度	179
特発性浮腫	143

トランスポーター	21, 63
トリアムテレン	146
どんぶり勘定	188

な

ナトリウム	85
ナトリウム異常	92
ナトリウムの排泄量	179
ナトリウムの補充	182
ナトリウムの補充速度	182
肉芽腫症	95
乳酸	19
乳酸アシドーシス	57
乳酸イオン	19
尿細管細胞刷子縁	21
尿細管性アシドーシス	72
尿酸	142
尿中排泄量	179
尿毒症	54
尿の濃縮	91
尿比重	89
熱傷	192
熱中症	195
ネフローゼ症候群	81
嚢胞性線維症遺伝子	139

は

肺炎	168
バソプレッシン	94
バランスシート	188
ハルトマン液	176
ビスフォスフォネート製剤	164
ビタミンD	150
ビタミンB_1	19, 58, 60
皮膚ツルゴール	83, 171
副甲状腺機能亢進症	162
副甲状腺ホルモン（PTH）	150, 152
副腎不全	117
腹部血管雑音	50
浮腫	81
不適切ADH分泌症候群	91
ブドウ糖効果	105
フロセミド	142, 164
ペースメーカー電位	23
ヘンレループ	66
ホスフォビリノーゲン	105
補正アニオンギャップ	33
補正Ca値	156
ポンプ	21, 63

ま

慢性糸球体腎炎	130
ミトコンドリア	21, 148
メトキシフルレン	109
毛細血管再充満時間	83, 172

や

輸液剤	173
輸液投与量	187
ユビキチン化	146
予測HCO_3^-	33, 39

ら

リチウム	109
リンゲル液	176
リンパ管閉塞	81
レニン・アンジオテンシン・アルドステロン系	124

著者略歴

今井 裕一（Hirokazu Imai）

愛知医科大学 名誉教授
社会医療法人厚生会 多治見市民病院病院長

1977年3月　秋田大学医学部卒業
1977年4月から1979年3月まで　虎の門病院で初期研修
1979年4月から2002年12月まで　秋田大学医学部第三内科
　　その間，1985年4月から1986年12月まで　米国テキサス州立大学ヒューストン校に留学
2003年1月から2009年6月まで　愛知医科大学腎臓・膠原病内科教授
2009年7月から2017年3月まで　愛知医科大学腎臓・リウマチ膠原病内科教授
2017年4月　愛知医科大学名誉教授　社会医療法人厚生会 多治見市民病院病院長

日本内科学会認定　内科専門医，指導医
アメリカ内科学会上級メンバー（FACP）
日本腎臓学会認定　腎臓専門医，指導医
日本リウマチ学会認定　リウマチ専門医，指導医

活動
日本内科学会功労会員
日本腎臓学会功労会員
日本腎臓学会専門医制度委員会アドバイザー

Spero dum spiro（息をしている間は，希望を持て！）をモットーにしています．

酸塩基平衡、水・電解質が好きになる
簡単なルールと演習問題で輸液をマスター

2007年4月5日　第1刷発行	著　者	今井裕一
2020年7月10日　第13刷発行	発行人	一戸裕子
	発行所	株式会社 羊　土　社
		〒101-0052
		東京都千代田区神田小川町2-5-1
		TEL 03（5282）1211
		FAX 03（5282）1212
		E-mail　eigyo@yodosha.co.jp
		URL　www.yodosha.co.jp/
©Hirokazu Imai, 2007.　Printed in Japan	装幀	ペドロ山下
ISBN978-4-7581-0628-3	印刷所	奥村印刷株式会社

本書の複写にかかる複製，上映，譲渡，公衆送信（送信可能化を含む）の各権利は（株）羊土社が管理の委託を受けています．
本書を無断で複製する行為（コピー，スキャン，デジタルデータ化など）は，著作権法上での限られた例外（「私的使用のための複製」など）を除き禁じられています．研究活動，診療を含み業務上使用する目的で上記の行為を行うことは大学，病院，企業などにおける内部的な利用であっても，私的使用には該当せず，違法です．また私的使用のためであっても，代行業者等の第三者に依頼して上記の行為を行うことは違法となります．

JCOPY ＜（社）出版者著作権管理機構　委託出版物＞
本書の無断複写は著作権法上での例外を除き禁じられています．複写される場合は，そのつど事前に，（社）出版者著作権管理機構（TEL 03-5244-5088, FAX 03-5244-5089, e-mail：info@jcopy.or.jp）の許諾を得てください．

memo

ハンディ版ベストセラー厳選入門書シリーズ

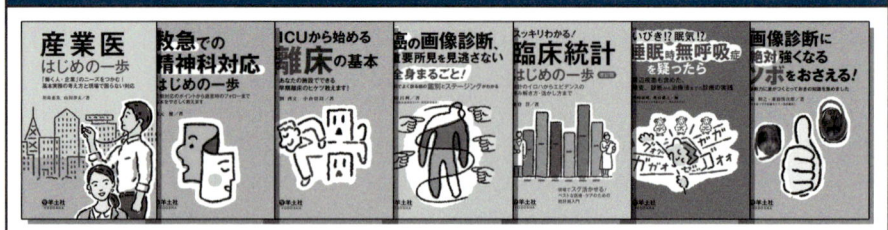

産業医はじめの一歩
川島恵美，山田洋太／著
- 定価（本体3,600円＋税） ■ A5判 ■ 207頁
- ISBN 978-4-7581-1864-4

救急での
精神科対応はじめの一歩
北元 健／著
- 定価（本体3,600円＋税） ■ A5判 ■ 171頁
- ISBN 978-4-7581-1858-3

ICUから始める
離床の基本
劉 啓文，小倉崇以／著
- 定価（本体3,500円＋税） ■ A5判 ■ 224頁
- ISBN 978-4-7581-1853-8

癌の画像診断，
重要所見を見逃さない
堀田昌利／著
- 定価（本体4,000円＋税） ■ A5判 ■ 187頁
- ISBN 978-4-7581-1189-8

スッキリわかる！
臨床統計はじめの一歩 改訂版
能登 洋／著
- 定価（本体2,800円＋税） ■ A5判 ■ 229頁
- ISBN 978-4-7581-1833-0

いびき！？眠気！？
睡眠時無呼吸症を疑ったら
宮崎泰成，秀島雅之／編
- 定価（本体4,200円＋税） ■ A5判 ■ 269頁
- ISBN 978-4-7581-1834-7

画像診断に
絶対強くなるツボをおさえる！
扇 和之，東條慎次郎／著
- 定価（本体3,600円＋税） ■ A5判 ■ 159頁
- ISBN 978-4-7581-1187-4

MRIに強くなるための
原理の基本やさしく、深く教えます
山下康行／著
- 定価（本体3,500円＋税） ■ A5判 ■ 166頁
- ISBN 978-4-7581-1186-7

本当にわかる
精神科の薬はじめの一歩 改訂版
稲田 健／編
- 定価（本体3,300円＋税） ■ A5判 ■ 285頁
- ISBN 978-4-7581-1827-9

やさしくわかる
ECMOの基本
氏家良人／監，小倉崇以，青景聡之／著
- 定価（本体4,200円＋税） ■ A5判 ■ 200頁
- ISBN 978-4-7581-1823-1

教えて！ICU　Part3
集中治療に強くなる
早川 桂／著
- 定価（本体3,900円＋税） ■ A5判 ■ 229頁
- ISBN 978-4-7581-1815-6

臨床に役立つ！
病理診断のキホン教えます
伊藤智雄／編
- 定価（本体3,700円＋税） ■ A5判 ■ 211頁
- ISBN 978-4-7581-1812-5

発行　羊土社 YODOSHA
〒101-0052　東京都千代田区神田小川町2-5-1　TEL 03(5282)1211　FAX 03(5282)1212
E-mail：eigyo@yodosha.co.jp
URL：www.yodosha.co.jp/

ご注文は最寄りの書店，または小社営業部まで

ハンディ版ベストセラー厳選入門書シリーズ

内科医のための
やさしくわかる眼の診かた
若原直人／著
■定価（本体3,700円＋税）　■A5判　■231頁
■ISBN 978-4-7581-1801-9

排尿障害で
患者さんが困っていませんか？
影山慎二／著
■定価（本体3,700円＋税）　■A5判　■183頁
■ISBN 978-4-7581-1794-4

その患者さん、
リハ必要ですよ！！
若林秀隆／編　岡田唯男, 北西史直／編集協力
■定価（本体3,500円＋税）　■A5判　■270頁
■ISBN 978-4-7581-1786-9

画像診断に絶対強くなる
ワンポイントレッスン2
扇 和之, 堀田昌利／編
■定価（本体3,900円＋税）　■A5判　■236頁
■ISBN 978-4-7581-1183-6

先生、誤嚥性肺炎かもしれません
嚥下障害、診られますか？
谷口 洋／編
■定価（本体3,400円＋税）　■A5判　■231頁
■ISBN 978-4-7581-1776-0

Dr.鈴木の13カ条の原則で
不明熱に絶対強くなる
鈴木富雄／著
■定価（本体3,400円＋税）　■A5判　■175頁
■ISBN 978-4-7581-1768-5

緩和医療の基本と実践、
手とり足とり教えます
沢村敏郎／著
■定価（本体3,300円＋税）　■A5判　■207頁
■ISBN 978-4-7581-1766-1

教えて！ICU Part 2
集中治療に強くなる
早川 桂／著
■定価（本体3,800円＋税）　■A5判　■230頁
■ISBN 978-4-7581-1763-0

ココに注意！高齢者の糖尿病
荒木 厚／編
■定価（本体3,800円＋税）　■A5判　■271頁
■ISBN 978-4-7581-1762-3

自信がもてる！
せん妄診療はじめの一歩
小川朝生／著
■定価（本体3,300円＋税）　■A5判　■191頁
■ISBN 978-4-7581-1758-6

MRIに絶対強くなる
撮像法のキホンQ&A
山田哲久／監　扇 和之／編著
■定価（本体3,800円＋税）　■A5判　■246頁
■ISBN 978-4-7581-1178-2

モヤモヤ解消！
栄養療法にもっと強くなる
清水健一郎／著
■定価（本体3,500円＋税）　■A5判　■247頁
■ISBN 978-4-7581-0897-3

研修医になったら
必ず読んでください。
岸本暢将, 岡田正人, 徳田安春／著
■定価（本体3,000円＋税）　■A5判　■253頁
■ISBN 978-4-7581-1748-7

あてて見るだけ！
劇的！救急エコー塾
鈴木昭広／編
■定価（本体3,600円＋税）　■A5判　■189頁
■ISBN 978-4-7581-1747-0

発行　羊土社 YODOSHA
〒101-0052　東京都千代田区神田小川町2-5-1　TEL 03(5282)1211　FAX 03(5282)1212
E-mail：eigyo@yodosha.co.jp
URL：www.yodosha.co.jp/

ご注文は最寄りの書店、または小社営業部まで

ポケットにぴったりサイズのマニュアル，改訂版！

ポケット輸液マニュアル 改訂版
正しく使うための基本と疾患別療法

北岡建樹／編

輸液の定番書「ポケット輸液マニュアル」が改訂！輸液の組立て（どこから？何を？どれくらい？）がすぐわかるハンディな書籍です。
改訂版ではQ&A形式のcase studyも加わり，より実践的になりました！

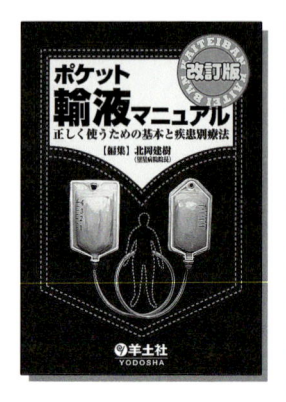

- 定価（本体 3,600円＋税）
- A6判 ■ 360頁
- ISBN978-4-7581-0685-6

処方例が豊富な輸液マニュアル，待望の改訂版！

輸液療法の進め方ノート 改訂版
体液管理の基本から手技・処方までのポイントがわかる実践マニュアル

杉田　学／編

多くの医師に支持されてきた輸液マニュアル，待望の改訂版！院内ですぐに使える超実践的な輸液マニュアル．輸液処方の具体例が豊富でベッドサイドで即使えます．疾患別の輸液療法は27項目と他書にない充実ぶり！

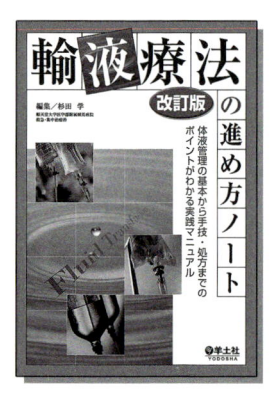

- 定価（本体 4,500円＋税）
- B5判 ■ 279頁
- ISBN978-4-7581-0678-8

発行　羊土社 YODOSHA

〒101-0052　東京都千代田区神田小川町2-5-1　TEL 03(5282)1211　FAX 03(5282)1212
E-mail：eigyo@yodosha.co.jp
URL：www.yodosha.co.jp/

ご注文は最寄りの書店，または小社営業部まで

ポケットにぴったりサイズのマニュアル, 改訂版！

血液ガス・酸塩基平衡に強くなる

数値をすばやく読み解くワザと
輸液療法の要点がケース演習で身につく

白髪宏司／著

正しい判断に素早く辿り着く，匠のワザを伝授！50症例の血液ガス分析トレーニングで，いつの間にか臨床で活きる実力がついている！酸塩基平衡や輸液療法の要点が，根拠からわかるレクチャーも充実！

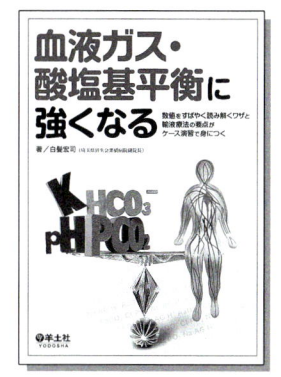

- 定価（本体 3,600円＋税）
- B5判　244頁
- ISBN 978-4-7581-1735-7

病態生理から処方例までまるごとわかる！

救急・ICUの体液管理に強くなる

病態生理から理解する輸液、利尿薬、循環作動薬の考え方、使い方

小林修三，土井研人／編

急性期の体液管理について，各病態ごとに，病態生理をふまえながらしっかり解説！輸液のほか，利尿薬や循環作動薬の解説も充実！病態に応じた使い分けや処方例も掲載．呼吸・循環を中心とした全身管理に役立つ！

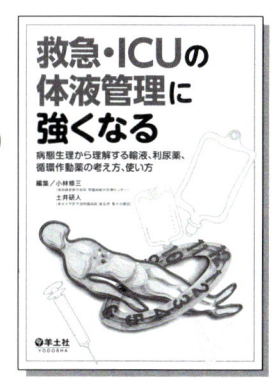

- 定価（本体 4,600円＋税）
- B5判　367頁
- ISBN 978-4-7581-1777-7

発行　羊土社 YODOSHA

〒101-0052　東京都千代田区神田小川町2-5-1　TEL 03(5282)1211　FAX 03(5282)1212
E-mail：eigyo@yodosha.co.jp
URL：www.yodosha.co.jp

ご注文は最寄りの書店，または小社営業部まで

プライマリケアと救急を中心とした総合誌
レジデントノート

☐ 年間定期購読料（国内送料サービス）
- 通常号（月刊）　　　　　　　：定価（本体24,000円＋税）
- 通常号（月刊）＋WEB版（月刊）：定価（本体27,600円＋税）
- 通常号（月刊）＋増刊　　　　：定価（本体52,200円＋税）
- 通常号（月刊）＋WEB版（月刊）＋増刊：定価（本体55,800円＋税）

医療現場での実践に役立つ研修医のための必読誌！

レジデントノート は，研修医・指導医にもっとも読まれている研修医のための雑誌です

月刊　毎月1日発行　B5判　定価（本体2,000円＋税）

研修医指導にもご活用ください

特徴
① 医師となって最初に必要となる"基本"や"困ること"をとりあげ，ていねいに解説！
② 画像診断，手技，薬の使い方など，すぐに使える内容！日常の疑問を解決できます
③ 先輩の経験や進路選択に役立つ情報も読める！

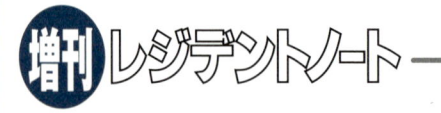

増刊 レジデントノート

増刊　年6冊発行　B5判

月刊レジデントノートのわかりやすさで，1つのテーマをより広く，より深く解説！

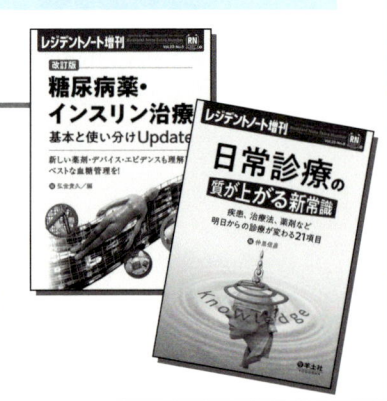

発行　羊土社 YODOSHA
〒101-0052 東京都千代田区神田小川町2-5-1　TEL 03(5282)1211　FAX 03(5282)1212
E-mail : eigyo@yodosha.co.jp
URL : www.yodosha.co.jp/

ご注文は最寄りの書店，または小社営業部まで